你的脊椎还好吗

刁文鲳 著

中国盲文出版社

图书在版编目（CIP）数据

你的脊椎还好吗：大字版 / 刁文鲳著. —北京：中国盲文出版社，2015.11

ISBN 978－7－5002－6577－1

Ⅰ.①你…　Ⅱ.①刁…　Ⅲ.①脊柱病—防治

Ⅳ.①R681.5

中国版本图书馆 CIP 数据核字（2015）第 278638 号

你的脊椎还好吗（大字版）

著　　　者：刁文鲳

出版发行：中国盲文出版社

社　　　址：北京市西城区太平街甲 6 号

邮政编码：100050

印　　　刷：北京汇林印务有限公司

经　　　销：新华书店

开　　　本：787×1092　1/16

字　　　数：200 千字

印　　　张：14

版　　　次：2015 年 11 月第 1 版　2017 年 3 月第 2 次印刷

书　　　号：ISBN 978－7－5002－6577－1/R·957

定　　　价：26.00 元

销售服务热线：（010）83190297　83190289　83190292

序

进入 21 世纪的人们在享受着无比舒适的物质和精神生活的同时，也面临着越来越多的困惑。远离了繁重的体力劳动却经常感觉腰酸背痛，方便的电子文档取代了图书卡片却更加使人头昏脑涨。现代文明带给人们先进的生产和生活方式的同时也给人们带来新的健康问题。在这些问题中最常见、最突出、最让人烦恼的莫过于脊椎及其相关疾病。

对脊椎相关疾病，中医历代文献有很多论述，2000 年前《黄帝内经》对脊椎、脊髓形态已有认识，书中"经脉"这个名词论述的内容与现代脊神经及走行于脊椎旁的交感神经极其相似，而督脉则与脊髓和脊神经更加接近。《素问·气府论》在论述"脊椎法"时，明确指出脊椎旁开的十五穴是"督脉气所发"，因此，《黄帝内经》以后，历代文献论述督脉穴位及足太阳膀胱经在脊椎旁的穴位主病，为督脉所发的疾病。同时，《黄帝内经》还指出督脉与脑、头面、五官、咽喉、胸、肺、心、肝、脾、肾、胃、肠及生殖器官的联系，这些部位病变都与督脉、脊椎有关。

对于脊椎相关疾病的治疗近年虽取得了一些令人鼓舞的进展和成果，但总的来说，目前还没有引起足够的重视，经常被误诊。临床上大量患者平常有不同程度的头晕、头痛、胸闷、心慌、耳鸣、耳聋、视物不清、恶心、呕吐等脊椎相关疾病的表现，但忽视了与脊椎的关系。每当某一症状表现突出时，就经常到神经科、心血管科、五官科、消化科等求治，经长期使用药物治疗后，临床症状仍然存在。

现有的脊椎相关疾病的治疗和研究，多注重症状的缓解和损伤部位的修复，由于没有针对人体脊椎状态的全面调整，疗效难尽人意。临床上经常会遇到经过手法或牵引治疗的患者，其症状立刻减轻，但是经过几天后症状又会出现的现象。因此加大脊椎相关疾病知识的普及，加强脊椎相关疾病的研究，实属当务之急。

刁文鲳先生的著作《你的脊椎还好吗》针对目前临床提出的上述问题，从多方面、多层次、多角度进行解析，用深入浅出的科学普及语言阐述了非常专业的中医道理，为我们在这方面的学术研究开辟了一个崭新的园地。我有幸提前看到了他的书稿，立即被他精辟的见解、渊博的知识和风趣的语言所吸引，自然而然地联想起他几十年来在这一领域不断进取的足迹。从崂山道观走出的少年到为人解除病痛的正脊大师，在中华文化的沃土中扎根，又不断利用现代科技耕耘，要求人的甚少，给予人的甚多。他给我们的不但是维护脊椎的知识和方法，更加有意义的是倡导我们在脊椎医学领域要挺起中华民族的脊梁。

祝贺刁文鲲先生在这一领域又有新的作品问世。

董福慧

辛卯冬月

（本序作者为中国中医科学院骨伤科研究所教授、博士生导师）

目　录

第 1 章
扶正祛邪，脊椎先行

第 2 章
做颈椎的专业护理师

第 3 章
养好胸椎，重塑自我

第 4 章
腰椎不"出轨"，健康常相陪

第 5 章

从上到下，养护脊椎一线牵

第 6 章
大道至简，保养脊椎尽在细节中

第 7 章
中医刁氏脊椎保健操

第 1 章　扶正祛邪，脊椎先行

脊椎好比是支撑我们身体的顶梁柱，一旦顶梁柱变得脆弱不堪，房屋也就很容易坍塌了。同样，如果我们的脊椎不够结实，我们的身体和心灵也容易失衡，各种疾病会随之找上门来。因此，想要拥有一个强壮的身体，先要养好我们的脊椎。

身体若是房，脊椎就是给力的顶梁柱

脊椎位于背部的中央，也叫脊柱，就是我们老百姓常说的脊梁骨。很多人可能认为，脊椎不就是后背的那根骨头吗？这只是表象。脊椎不仅仅是根骨头，它还包括周围的肌肉、韧带、椎间盘以及椎管内的脊髓等。打个比方：我们的脊椎骨好比是钢筋，脊椎骨周围的肌肉、韧带、神经、筋膜等就是混凝土，它们共同浇筑成了我们身体这座大厦的顶梁柱。

有人把脊椎称作是"脊梁"，我认为这个称呼不是很准确。大家想一想，房梁是不是横着的？应该说爬行动物的脊椎叫脊梁更为合适，而我们人类是直立行走的，更应该称为"柱"，所以叫脊柱更为贴切一些。不管是"梁"也好，"柱"也罢，总之它是支撑我们身体、缓冲身体压力和震荡的，而且还保护我们的脊髓、神经以及内脏器官。

我们人类是直立行走的，我们的脊椎跟爬行动物的脊椎是不一样的，是有个性特征的。可以说，人类没有脊椎的支撑，根本无法直立行走。

然而，我们身体这座大厦的"梁柱"，并不是永远坚硬无比、屹立不倒的，它有时也是脆弱的。为什么会这样呢？因为人的直立行走让脊椎负重很大，它承受着来自身体的多种"压迫"。此外，疲劳工作、歪扭坐姿、营养不均衡等，都在缩短脊椎的寿命。这些破坏甚至是不可逆的。

因此，要使身体这座大厦变得结实，必须想尽一切办法，保护好脊椎这个顶梁柱。

从上到下看看脊椎的"家底"

很多人问我："刁老师，您老说脊椎、脊椎的，日常生活中除了大家都熟知的颈椎病、腰椎病外，其他好像没什么联系吧？也没有您说的那么重要吧？"显然这是一些外行的提问。我的回答就是："脊椎就像你家房子的顶梁柱，你说它重不重要？"

这些人之所以有这样的疑问，一个关键的原因就是这些人平时很少关注脊椎，他们甚至连脊椎的结构都不清楚，即使有人知道也是一知半解。那么，现在我就给大家好好讲一讲脊椎的结构，以便我们能更清楚地了解脊椎、关注脊椎。

脊椎位于人体正中，它是由若干个脊椎骨构成的。青少年有 33 块脊椎骨，成年人有 26 块，分为颈椎、胸椎、腰椎、骶椎和尾椎，并借助椎间盘、前纵韧带、后纵韧带、棘间韧带、棘上韧带等连结而成。

这些脊椎骨具有类似的形态和功能，但又有各自的特殊之处。同时，每一块脊椎骨都有一个椎体和一个椎弓，椎体内部是骨松质，外面的薄层是骨密质。上、下椎体靠软骨连成柱状，支持身体体重。椎弓在椎体后方，与椎体共同围成椎孔，椎骨的椎孔连成贯穿脊椎的椎管，有容纳、保护脊髓的作用。

此外，椎弓上有 7 个特殊的"突"。向后方伸出的叫棘突，在背部正中线可以摸到，推拿时常会碰到；向左右伸出的叫横突，横突与棘突上都有韧带和肌肉附着；上下伸出的一对叫上、下关节突。

脊椎上端承托着颅骨，下面连着髋骨，中间附有肋骨，并作为胸廓、腹腔和盆腔的后壁。脊椎的里面还有纵行的椎管，容纳着非常重要的脊髓。

椎间盘是连接脊椎骨的减震器

人类的脊椎骨是靠什么连接起来的呢？是椎间盘。椎间盘是位于两块脊椎骨之间，像弹性软垫儿一样的组织。它主要是由外面坚韧的纤维环和里面像果冻一样的髓核组成的。因为寰枢椎之间、骶尾椎之间不存在椎间盘，所以全身的椎间盘共有 23 个。它的厚度是椎体的 1/4～1/3。

纤维环非常坚韧，它是一个密封的圈环，就像是汽车的轮胎紧紧地包裹住里面的高压空气一样，可以防止气体跑出来。而髓核就相当于里面的"高压空气"，它是由软骨细胞和蛋白多糖黏液样基质构成的弹性胶冻物质，含水量高达 80％，可以借由流体力学原理，将我们身体活动时通过脊椎传递来的压力、扭力、剪力分散开来。

大家常说的腰椎间盘突出症（属于椎间盘退化变质的范畴）的主要原因就是纤维环破裂，髓核从纤维环中跑了出来，流入椎管或椎间孔，压迫脊髓或脊神经，出现相应的症状。但椎间盘突出不一定会刺激到脊神经，不一定会有症状。

椎间盘的这种结构就像是我们平时坐的摇椅一样，可前后左右摇摆，使脊椎能够灵活地转动。由于像软垫儿一样柔软有弹性的椎间盘可吸收身体的重量和冲击力，所以我们行走或跑跳时感觉不到椎体之间骨与骨相碰撞与摩擦的疼痛。如果没有椎间盘，再强壮的脊椎也支撑不住身体的重量，很快就会垮掉，而像弯腰捡物品或扭腰旋转等动作想都不要想。

脊髓是为身体各部传递信息的通讯员

大家都吃过猪的腔骨，整个腔骨里有一个长管道，它是由椎体和椎弓围成的椎孔。由多个椎孔上下排列起来，就形成了椎管，直径大概有 1.5 厘米，里边藏有脊髓。脊髓直径有 1 厘米，它与脑相连，和脑同属于中枢神经系统。

脊髓有什么作用呢？它的作用可大了，要说起它我们先得从神经系统说起。大家都知道，我们身体各器官、系统的功能都是直接或间接处于神经系统的调节控制之下的，神经系统就像一个总指挥一样，调节着人体各方面。

神经系统包括中枢神经系统和周围神经系统两大部分。大脑和脊髓同属中枢神经系统，而脑神经、脊神经则属于周围神经系统。由脊髓分出的脊神经从椎间孔中爬出，分为前支和后支，左边一个，右边一个。脊神经通往胸腔、腹腔内的所有脏器及血管、腺体并支配着其功能。脊神经有不受意志支配的自律性功能，又是向大脑传送信息的枢纽。

脊神经共有 31 对，其中，颈神经有 8 对，它们联系着我们的五官、心、肺、血管、颈、肩、肘、手及脑神经；胸神经有 12 对，它们联系着我们的心、肺、脾、肾和消化系统、泌尿系统；腰神经有 5 对，它们联系着我们的膀胱、大肠、小肠和生殖系统；骶神经有 5 对，尾神经有 1 对，它们联系着我们的排泄系统。

可以说，脊髓是传递信号的神经联络通路，外来的信号通过这条联络线传达到脑部，然后再将脑部所下达的指令传达到四肢等身体的末梢，这样人体就能够配合外界采取适当的行动反应了。此外，脊髓也是内脏传达信号的自主反射中枢，具有控制内脏与血管正常运作的功能。

在脊椎这个大家庭里，每个成员都有各自的分工，每个成员都不能出问题，出问题了就会影响人体的正常功能。因此，保养好脊椎是每个人的大事，势在必行。

每个人的身体里都有根"弹簧"

在生物界，直立行走是人区别于其他动物的典型特征，而在这一点上，脊椎起了非常重要的作用。脊椎的神奇之处在于它有 4 个生理曲度，这 4 个生理曲度决定了人能直立行走。

大家可以看一下脊椎的模型，从正面看，脊椎呈"I"形，但我们从侧面看脊椎是呈"S"形的，自上而下形成了 4 个生理曲度——颈曲、胸曲、腰曲、骶曲。其中，颈曲是前凸的，胸曲后凸，腰曲又前凸，骶曲再后凸。如果没有这 4 个弯曲，人是无法直立行走的。

胎儿在母亲子宫中的时候，与许多爬行脊椎动物一样，整个脊椎呈一个大大的"C"形。只有凸向后方的一个生理弯曲。婴儿出生后，脊椎是由胸椎后凸和骶骨后凸形成的向前弯曲，有了这两个弯曲，就可以最大限度地扩大胸腔、盆腔对脏器的容量。当婴儿出生后 3 个月能抬头向前看和爬行的时候，脊椎便出现了凸向前方的颈曲，这样可使头部稳定和运动自如。永久性向前凸的颈曲的形成，可以保持头在躯干上的平衡。到了 18 个月左右，婴儿能站立和行走时，腰曲凸向前方，胸曲和骶曲仍然凸向后方，形成了整体脊椎的生理弯曲。这样，可保持躯干与四肢的平衡协调，并将上半身的重力通过骶部关节巧妙地传递到双腿，于是人就可平稳直立了。

人类的生理曲度有什么作用呢？除了使人体保持平衡外，还有减震、防震的功能。它就像是一个嵌在人体里的大弹簧，能增加缓冲震荡的能力，加强姿势的稳定性。再加上椎间盘也可吸收震荡，这样我们人类在进行剧烈的运动或跳跃时，颅骨、大脑才不会受损伤。大家可以体会一下，如果你将一个直杆从上向下掷下来，戳在坚硬的地面上就很容易折断；但如果是一个有曲度的杆子，掷下来就不会轻易折断，因为杆子的曲度大大减缓了冲击的力量。

我们知道，脊椎骨之间的连接是高度精密的，因此轻微的闪挫都会使其受到损伤。脊椎曲度变直了，关节就要错位，错位就会刺激脊神经或者椎动脉，就会引起相关疾病。现在的中青年人颈椎曲度变直的太多了，颈前凸没有了，拍 X 光片一看成直线了，有的还变成了后凸。有一次，某电视台的一个节目主持人来找我，说颈椎特难受，肩膀发沉，拍了片子后，发现她的颈椎曲度就变直了。后来，我给她做了 6 次保健，再一拍片，曲度恢复了。

脊椎的这 4 个曲度一定要保持好。正是因为有了这 4 个曲度，人体各个椎间关节配合起来，才使人类有了各种优美的动作。不管做什么动作，关节都要跟着动，有一个关节出了问题就完成不了，不管是运动还是舞蹈都是如此。

日常生活中，我们也要注意保护脊椎的生理曲度。比如，坚持用双肩背包，就是让脊椎两侧均匀受力；坐座椅的时候，要尽量在腰部垫一个舒适的靠垫；睡觉时，要选择适宜的睡枕以符合颈部的曲度，这样可以避免过度劳累造成脊椎受伤。

"3 个 100%" 让人类在劫难逃

有人可能会说这个标题有点太危言耸听了吧？是在吓唬人吧？那究竟是危言耸听呢，还是真有其事？我讲了大家就明白了。

我们知道，人类经历了从爬行到直立行走的巨变，受到天体和地球引力的干预，人类的椎间盘和椎间关节的生理和功能状态也因此发生了改变，这也使得脊椎病变成为人类进化过程的必然结果。可以说，这是"天赋人灾"，我们每个人都在劫难逃。

人类注定会产生不可避免的"3 个 100％"。那究竟是哪 3 个 100％呢？

椎间盘退化变质（变矮）为 100％

椎间盘退化变质（变矮）属于人类的正常生理代谢过程。我们前面说过，椎间盘处于两个椎体之间，它有连接椎体，防止椎体之间相互摩擦，缓冲压力，调节脊椎生理曲度的作用。但人类在 20～27 岁椎间盘的营养供给就大幅减少了。这时它就处于孤立无援的境地，被封闭在两个椎体之间，虽身居"要地"，却要"孤军奋战"。最后，因为缺少"外援"的支持，椎间盘就开始不断地退化变质，导致椎间隙变窄、椎间孔变小、椎间关节错位。

一般来说，椎间盘退变在 42～64 岁之间是高峰期。我们平时所说的"更年期综合征"大多数是在这个时间段内出现的。当然，也有一定的性别差异，女性朋友在 42～56 岁进入更年期，男性朋友则在 48～64 岁进入更年期。因此，我们将"更年期综合征"称为"椎间盘退变高峰期综合征"。

椎间关节错位为 100％

人类只要存在着生理活动及功能运动，椎间关节错位就是绝对的，椎间关节归位是相对的。椎间关节的错位和归位在永无休止地交替进行着。

为什么这样说呢？由于在潜移默化中变质（包括纤维

环破裂、髓核脱出），椎间盘这个垫儿就会变瘪、变矮，导致椎间隙变窄、椎间关节突过长、椎间孔变小、椎间关节错位。椎间盘的厚度是椎体的 1/4～1/3，椎间盘突出，椎间隙变窄，导致的结果是上关节突伸向了椎间孔。

人类出生的原设计，决定了椎间盘厚度和椎间关节上、下关节突的长度，如果中间的间隙窄了，关节突就长了，只能扎向椎间孔。由于从脊髓分出的 31 对脊神经都是从椎间孔出来的，关节突"变长"，很容易碰到神经，就有可能导致疾病。

可以说，椎间关节错位是绝对的，百分之百的。没有一个不错位的人，只不过错位不见得刺激到神经，错位严重了才会刺激到神经，这是一个从量变到质变的过程。为什么现在曲度变直了，没有症状，几年以后就有症状了？外伤当时没有症状，过几个月就发病了？这就叫从量变到质变，不及早治疗会加重的，越来越重，最后会导致走向手术台。所以我们提出来，椎间关节错位是绝对的，100％的，归位则是相对的。

现代人在学习和工作中由于长期保持不良姿势，以及随着年龄的增长椎间盘发生退化，椎间关节很容易错位。错位了怎么办？错位了就要给它调整过来。我给很多在外企工作的白领做过脊椎关节复位，这些人平时在公司里太累了，一坐就是一天，脊椎不出问题才怪呢！

　　对错位的椎间关节进行复位看起来很简单，拍完 X 光片后，找准错位的关节，然后采用中医刁氏手法纠正，就行了。但是这种椎间关节归位不是一劳永逸的，因为长期错位的关节已经习惯了它原来的位置，总想再次"出轨"，而人体每天的活动，正好创造了这样的条件，归位的椎间关节可能再次错位，这是不可避免的。

　　有人可能会说："我不可能错位了就往医院跑啊！哪有那么多的时间和精力啊！"针对这种情况，我们创编了刁氏脊椎保健操，自己做操就能调整，平时抽点时间做做可以有效预防错位，对一些轻度错位也能起到调整作用，错位严重了再找医生。

　　我可以举这么一个例子：我在中国人民武装警察部队总医院工作的时候，曾接待过一个 8 岁的小患者，经常头晕，又找不出原因，孩子不能上学；父亲说带着这个孩子跑了全国数家医院，得出的结论是需要做吻合手术，但又有很大的危险，因为离后脑太近。我给他重新检查，最后诊断是枕寰枢椎椎间关节错位。我给这个孩子治了 15 次，现在已经痊愈了。治好以后，我又教了他刁氏脊椎保健操，孩子就回家正常上学、生活了。从那以后，这个孩子的父亲每半年都会给我打一个电话，说现在孩子很好，我听了心里也为他们高兴。这样的例子很多，甚至还有国外的例子。刁氏脊椎保健操不是什么功夫，是保健操，非常好做，按这个做了以后就可以有效预防椎间关节错位。具体怎么做，我在后面会详细地介绍。

人类脊椎病患病率为 100%

随着经济的快速发展和人民生活水平的逐步提高，健康问题正越来越成为现代人关注的焦点。高血压、心脏病等高发疾病得到了全社会的关注，并成为人们日常生活中悉心防护的重点。但同样高发且可能引发严重后果的脊椎健康问题却被很多人忽视。

实际上，存在脊椎问题的人群所占的比例，要比高血压和心脏病人群所占的比例高出很多。我认为，现代人的脊椎都存在着一定的问题，只是大部分处于早期、症状不明显，没有由量变形成质变。为什么这样说呢？

因为无论是生理运动，还是功能运动，椎间盘退变和椎间关节错位都是必然发生的。如果你没有及时发现它，或不去管它，就势必会压迫脊神经、椎动脉。所以，人类患脊椎病绝对是"天赋人灾"，是 100% 要发生的。但脊椎病变是可以治疗的，而且还是可以预防、延缓的。

随着年龄增长，椎间盘退化变质➡椎间隙变窄➡上关节突变长，并伸向椎间孔➡椎间孔变小➡刺激脊髓神经➡发生脊椎病变。

可以看出，随着人们年龄的增长，椎间盘退化变质是不可避免的，结果是椎间关节错位。但是有的椎间关节错位刺激到了脊髓神经，有的没有刺激到脊髓神经，所以有的人才会有症状，而有的人没有症状。

人类 80% 以上的疾病与脊椎有关

生产、生活的现代化，造成了人类少劳作、多脑力、四肢不勤、以车代步的生活习惯，这违背了"劳动创造了人"的基本规律。人类是在进化，还是在退化？长此以往，人类的脊椎便会出现问题，脊椎出问题了，就会给身体的其他部位带来相关的问题。

80% 以上的疾病与椎间关节错位有关

脊椎是负责人体通讯的总干线，其内神经分布交错密集，也是脑血循环的必由之路，可以说此处是人体事故的多发地带。我在临床中通过大量的实践证明：80% 以上的疾病与椎间关节错位有关。由于椎间关节错位使得脊椎失衡，一块椎体错位就可能会导致一段脊椎曲度改变，一段脊椎曲度改变就可能导致整个脊椎变形。

当代人类的脊椎严重失衡，尤其是正在发育阶段的青少年的脊椎失衡，已造成了未老先衰的局面。同样，中年人的情况也不容乐观。人到中年后，椎间盘退化变矮，加速了椎间隙变窄和椎间关节错位，严重破坏了脊椎的相对平衡，导致了上百种病症的出现。比如冠心病、胸闷、气短、心律失常、脑供血不足、眩晕、耳鸣、晕厥、中风等，这些病在中年时期出现最多。

近些年来，我们不断在媒体上看到有些名人英年早逝的新闻，如果要举出例子，大家都会随口说出几位。在痛惜的同时，人们不禁沉思：他们能成功地管理好企业和自己的事业，却为什么管理不好自己的身体？

事实上，他们中很多人的病症尤其是心脑血管病症与脊椎病变有很大的关联性，如果能在日常生活中做好脊椎的保健，很多悲剧也许就不会发生了。

为什么脊椎病会带来这些问题

我们前面说过，人类的生理活动主要是由 31 对脊神经直接控制的，脊神经从椎管伸出来，经过椎间孔穿行，分布在各椎间关节、四肢、肌肉、韧带、内脏、血管、五官、腺体……总的来说，脊神经调节着全身各个组织、器官、血管、腺体、骨骼、韧带、肌肉的功能活动。

如果脊椎的椎间盘退化变质，并在一定的诱因条件下（如轻微扭伤、挫伤，过度疲劳，姿势不良，感受风寒，体虚，发热等症）加速出现椎间关节错位，刺激到脊神经、椎动脉等，人体脊椎的相对平衡就会被打乱，正常的生理功能活动就会亢进或抑制，经历从量变到质变的过程，并最终导致疾病的产生。

我在这里举一个例子，比如支配胃的神经有两种，一种是交感神经，另一种是副交感神经，都是自主神经。这两种神经负责胃的功能。功能分为两种，一种是感觉功能，一种是运动功能。两种功能从中医来讲一个阴一个阳，是相互作用的。对胃来说，交感神经是起抑制作用的，副交感神经是起兴奋作用的。也就是说，交感神经受刺激，胃的运动受到抑制；反之，副交感神经受刺激，胃的运动就会加强。如果胃出现了问题，一定和这两种神经受到刺激有关系。

可以说，所有的脏腑都是这样的。脊神经就是主管这些部门的，是专职的。脏器的健康与否，取决于脊椎；脏腑的功能是否强盛、是否和谐，取决于脊神经。脊椎错位与不适，我们每个人都在所难免，上关节突伸向椎间孔，必定会导致椎间孔变小、椎间关节错位，容易刺激脊神经，进而相应地出现一系列的问题。

对于脊椎有问题的人，早发现、早治疗才是根本的解决之道。我说过，人体的椎间关节平衡是相对的，人只要每天都在动，椎间关节错位就是不可避免的。那怎么办呢？这就需要我们每周进行一次脊椎保健，及时发现问题，并及时解决问题。

在我接待的患者中有一位白领女士，她长期偏头痛连带后背痛，不能缓解，整天怀疑自己是不是得了脑瘤。后来她找到我，为她拍片发现寰枢关节半脱位，我们对其进行治疗，仅一次，她的头痛竟然大大缓解。后来，我将刁氏脊椎保健操教给了她。过了一个月左右，她打来电话，说自己的头不痛了，就连平日里如铁板一样的"电脑背"也是疼痛大减了。

很多看似和脊椎不相关的症状，一拍片就能发现，问题的根源在脊椎。如果你想知道自己的病症是不是和脊椎有关，我建议你多看看"中医刁氏脊椎病症状归椎自我诊断图"，一看就明白，然后你再对症检查。如果是脊椎的问题，就抓紧进行治疗、保健，以防加重。

脊椎表面上看就好像是一根柱子，其实它更像一个网络，一个以脊椎为主体，向四面八方发散脊神经的网络。脊椎健全完整时，这些脊神经传递信息快速正确。一旦脊椎出了问题，就会影响到人体的正常运作。

经络与脊椎存在着某种神秘关系

经络是什么？它是人体各组成部分之间的结构联络网，它是运行气血、联系脏腑和体表及全身各部的通道，是人体功能的调控系统。

经络分为经脉和络脉两大类。"经"的原意是"纵丝"，有路径的意思，可以说，它是经络系统中的主要路径，存在于机体内部，贯穿上下，沟通内外。《黄帝内经》中说："经脉者，所以能决死生、处百病、调虚实，不可不通。""络"是什么呢？它的原意是"网络"，简单说就是由主路分出的辅路，存在于机体的表面，纵横交错，遍布全身各处。

我再打个比方，如果把经络比作是长江，经脉就如同是长江主干，络脉则是支流，维持生命运转的气血就是流动的江水。如同大自然的生态系统一样，主干和支流不堵塞，江水才会顺畅流动。同样，人体的生理平衡也需要自然和谐。

统帅着全身阳气的督脉

督脉循行于脊里。从它的路线图上，我们可以看到，督脉起始于小腹内，向下出于会阴部，然后行于脊椎的内部，向上到达项后风府，进入脑内，上行头顶，沿前额下行到鼻柱部，止于上齿龈。在很多武侠书籍和电视剧里，经常会提到习武者只有打通任督二脉才能成为武林高手。虽然有些夸张，但从这点足以说明督脉对于人体的重要性。

我们的身体按照中医理论来说可分为奇经八脉和十二正经，共计20条经脉分管着全身上下，每一个脏器都有分管自己的经脉，相辅相成。而这些经脉就汇集在脊椎，由行于脊椎里的督脉统管。

督脉是诸阳经脉的总纲，统率全身的阳气，是我们身体健康的根本，所以人体任何部分阳气的变化和病邪的产生均与督脉阳气的强弱变化有关。明代医学家张介宾认为："人之所以通体能温，由于阳气；人之所以有活力，由于阳气；五官五脏之所以变化无穷，亦无不由于阳气。"
而督脉在此则起着决定性作用。因此，人体脏腑经脉阳气
的变化和人体体质的强弱，实质上标志着督脉阳气的盛
衰，也显示着脏腑病情的变化。

脊椎的任何损伤病变都会导致督脉正气不足，经络不
通，气血不畅，阳气减弱，阴阳失调，此时病邪则会乘虚
而入，疼痛就会产生。

中医经络与神经的关系

传统医学认为，人体通过经络的起、止、上、下、
循、行、出、入，把人体的五脏六腑、四肢百骸、五官九
窍、皮肉筋脉等组织器官有机结合起来，相互协调，形成
一个统一的整体。经络还是人体各组成部分之间气血运行
的通路。人体气血，循环不休，周流不息，以营养全身各
组织器官。

我们可以看出，古人说的经络既有传递信息的"神
经"作用，还有运输营养的"血管"作用。古人在千百年
的医疗实践中在脊椎两侧找到了"脏腑之气的疏通出入之
处"——足太阳膀胱经和背俞穴。古人认为，足太阳膀胱
经和其上的背俞穴是脏腑经气输注于背部的经络和穴位。
某一穴位与相对应的脏腑在生理功能、病理变化方面有着
密切的联系，它不仅能反映脏腑的变化，而且可以用于治
疗各类脏腑疾患。

现代神经学告诉我们，人体的一切感觉和运动都是在神经支配下进行的。人体神经系统按其功能可分为感觉神经、运动神经、自主神经。感觉神经负责视觉、嗅觉、痛觉等的传导；运动神经支配肢体的运动；自主神经又称植物神经或内脏运动神经，人体所有内脏的工作，如心脏的跳动、肠胃的蠕动、胆汁的分泌以及免疫功能、内分泌功能和血管的收缩舒张，都是在自主神经的支配下工作的。自主神经支配着人体生命的活动，又称"生命维持神经"。自主神经是从脊椎骨中发出的，因此在脊椎骨和脊椎骨两侧各脏腑附近处都存在着相应脏腑的神经敏感点。这些神经敏感点与相对应的脏腑在生理功能、病理变化方面存在着密切的联系，刺激这些神经敏感点可调节相应脏腑的功能。

到这里我们可以看出，中枢神经系统、自主神经系统及敏感点与督脉、足太阳膀胱经和背俞穴，无论在人体上所处的位置还是在与内脏器官的关系上，都有着惊人的相似。这说明经络穴位学说可以用现代医学的观点来证实其科学机制。

非常重要的华佗夹脊穴

说到了经络穴位，有类穴位不得不提，那就是位于脊椎两旁的华佗夹脊穴，也称夹脊穴。这不是一个穴位，而是一组穴位。有专家认为，夹脊穴是华佗对脏腑背俞的特殊定位，是华佗从实践中对《明堂经》背俞定位的合理改动。因此，便有了"华佗夹脊穴"这个名称，并把它归入经外奇穴之列。

华佗夹脊穴在针灸临床上应用非常广泛，而且效果也非常好。那夹脊穴究竟在哪呢？根据 1990 年发布的国家标准《经穴部位》，夹脊穴的定位是"在背腰部，第 1 胸椎至第 2 腰椎棘突下两侧，后正中线上旁开 0.5 寸"，一侧有 17 个穴位，左右共 34 个穴位。

在临床运用中，我们常把夹脊穴不断扩充，已经包括颈椎段和骶椎段夹脊处。因此，根据夹脊穴的位置特点以及现代解剖知识，我们认为夹脊穴应当包括从 C0 至 S1 旁 0.5 寸范围。夹脊穴的深层应该是两个椎体的椎间孔，即从脊髓分支出来的脊神经出入之要塞。

从经络在全身的分布上看，夹脊穴位于督脉与足太阳膀胱经之间，因此它与这两者关系密切。夹脊穴所在的位置也是督脉与膀胱经经气外延重叠覆盖的地方，夹脊穴在这里联络沟通二脉，具有调控二脉的枢纽作用。同时，刺激夹脊穴对某些内脏方面的疾病及一些疑难杂症都有一定的特殊功效。

很多人可能知道，推拿中有一种捏脊疗法，就是用两手沿着脊椎的两旁，用捏法把皮捏起来，边提捏，边向前推进，由尾骶部捏到颈部。而所捏的部位正是夹脊穴、督脉、膀胱经的位置。因此，通过捏脊可以疏通经络、调整脏腑功能。生活中常有很多家长因自己的孩子不吃饭、容易感冒等问题而发愁，这时可给孩子多捏捏脊，既可缓解这些症状，又可以促进孩子的生长发育。一举多得的事，何乐而不为呢！

想要长寿命，脊椎先要硬

古往今来，健康与长寿都是人们所追求的。我们如何才能健康长寿呢？

唐代寿星医学家孙思邈说："善养性者，则治未病之病。"《黄帝内经》指出："不治已病治未病，不治已乱治未乱。此之谓也。夫病已成而后药之，乱已成而后治之，譬犹渴而穿井，斗而铸锥，不亦晚乎！"意思是说要在未病之先，注重预防养生，不要等到病已形成之后才去治疗，乱子已出现才去治理，那等于渴了才去掘井，不是太晚了吗？

看来，"不治已病治未病"才是世上最高明的"上医术"，也是获得健康长寿的根本。那么，我们如何"治未病"呢？

脊椎是身体的经济基础

我们前面讲过人类 80％ 的疾病都源于脊椎受损，脊椎是生命的支柱，有保护神经的作用，人体一切活动都是靠与脊椎有密切关系的神经系统来指挥的。如果脊椎状况不良，就会影响经络的通行，经络不通，则气血凝滞，阴阳失去平衡，必然波及神经系统，波及内脏器官，出现功能障碍，最终会影响人体健康。

这些年来向我求诊的人，无论是何种疼痛，绝大部分都和脊椎有密切的关系。脊椎出问题可以说是现代文明病的元凶！因此，保护好脊椎便是治未病、长寿命的根本。

在过去不论是医生还是百姓都没有脊椎病的概念。说起来，脊椎病变所涉及的范围很广，可引起肝、心、脾、肺、肾、大肠、小肠、膀胱、胃、胆等的病变。总而言之，从头到脚所有的症状都有。要想了解脊椎病，必须先知道脊椎和身体各器官之间的关系。

脊椎未老先衰是哪些原因造成的

从生物进化的角度来看，人类由爬行进化为直立行走，脊椎负担明显增加，至此人与脊椎病结缘。

从生理结构的角度来看，随着人们年龄的增长，椎间盘退化变质（变矮）是不可避免的，这使得脊椎受损伤的可能性增大。

从母体生产的角度来看，胎儿在母体时就有可能因母亲的姿势歪斜、胎位不正，或母亲摔跤跌倒，而导致先天的脊椎扭曲。也有的产妇在生产过程中，因不当的拉力而损伤婴儿脆弱的脊椎。

　　从社会发展的角度来看，竞争激烈，节奏加快，活动增加，损伤机会增加，脊椎病越来越普遍。在我的临床经验中，就有很多武警战士、运动员等，因为过度运动或姿势不正确而导致运动伤害。别小看这些运动伤害，它们都是脊椎的致命伤。

　　从职业分工的角度来看，办公自动化、长时间伏案工作等职业因素大大增加脊椎损伤的概率。现代人接触电脑的机会越来越多，可以这样说，几乎每个网友的脊椎都有问题，不可能是正常的，不信去检查吧，都会有脊椎生理曲度变直、椎间关节错位的现象。有的人可能认为自己还年轻，不在乎，变直就直吧！我告诉大家，长期坐在电脑前是一种外伤，是固定姿势的外伤，虽然你没摔倒，但是也属于一种职业性外伤。凡是导致颈椎变形的，曲度变直的，关节错位的，都会经过从量变到质变的发展，最终发病，潜伏期是 6 个月到 10 年。

　　从生活方式的角度来看，长期不良的站姿和坐姿，以及睡过软的床铺、枕头过高、习惯性驼背、搬提过重的物体、车祸受伤等，都可能造成脊椎的致命伤。

　　此外，还有风、寒、湿、暑、燥、火等诱因，以及身体虚弱、感冒等的影响，都加速了脊椎衰老的进程。

脊椎问题的解决应该从日常做起

　　跟所有疾病一样，脊椎病也应该得到有效的预防和治疗。

一般来说，如果对已经产生椎间关节错位的脊椎采取有效的复位手法，多数早期的患者可以完全恢复。在门诊中，有一位女经理在 2002 年滑旱冰摔伤，之后经常腰疼，睡觉翻身困难，双腿沉重。我为其进行了一次治疗后，症状减轻，3 次后两腿轻松，腰部不痛了。

当然，进行复位有一次能好的，也有十次八次才能好的，每个人的症状不一样，病变的程度不一样。

在预防上，我们应该养成良好的生活和工作习惯，避免脊椎问题恶化。我们全身的脊椎，从颈椎到骶椎有一百多个大小关节，其中有一个"螺丝钉"不听话，都有可能刺激到脊神经或椎动脉而引发不适反应。因此，人不能总保持一个姿势，不管什么姿势，时间久了都会出问题。

在日常生活中，为防止脊椎曲度改变和椎体位移等状况，走路时应抬头挺胸；长时间写字或使用计算机时的坐姿，必须维持腰椎向前胸椎向后的直弧姿势；为了防止脊椎软组织损伤恶化，在运动前要热身，并保护好颈椎；乘车时，乘车姿势要端正，避免因车辆颠簸所引起的震动或伤害等。还有一点很重要，就是保证脊椎充分的休息（至少要有 7 小时卧床），只有晚上彻底放松了，白天才能继续挑起它身体大梁的重任。

预防脊椎病的发生应从日常做起。本书后文给出了很多易学易用的小方法，大家可以参照阅读。

养好脊椎从娃娃抓起

在各种采访过程中，很多人问我："刁老师，您在临床中所接触的患者中，哪种脊椎病是比较常见的？"老实说，在各种脊椎问题中，颈椎、胸椎、腰椎的问题都挺多。

有人可能会问那怎么办？平时怎么预防？最关键的一点就是从小养成良好的生活和学习习惯，不要以为颈椎病就是大人的"专利"。有一年年初，我们对北京市某小学四年级学生进行脊椎检查。当时我们普查了一个班，这个班 40 个人，只有一个是正常的，其他都不同程度出现了问题，有的甚至头昏头沉比较严重。39 : 1 啊，这个比例很吓人！

即使是采用保守一点的看法，我国少年儿童具有脊椎问题的也要占 30%，青年时代发展到 50%，中年人就达到了 80%，老年人则达到 100%。我说的是一个大概数字。如果我们不从少年儿童时期抓起，从量变到质变，就会从最初的 30% 发展到 50%，然后到 80%，再到 100%。如果不从小抓起，国民的身体健康也就不能从根本上得到改善。

我说过，椎间关节的错位与归位在永无休止地交替进行着，长期伏案工作、学习加重了脊椎的负担，加速破坏了脊椎的相对平衡。因此，保护脊椎刻不容缓，应从小抓起。

除了保持良好的生活和学习习惯外，青少年还要注意外伤的伤害。举一个例子，有一位今年已经 36 岁的男士，8 岁时车祸，当时治疗认为颈部没问题，但 18 岁开始出现右侧偏头痛。找到我们后，他自述 18 年来疼痛剧烈，没有一天睡得好的。后来，我在确诊后为他进行了正脊复位，3 次后症状就有了明显改善。

因此，我在这里提醒各位家长，孩子一旦受过外伤，不管当时有没有症状都要进行颈椎检查，一般发病的潜伏期是 6 个月到 10 年。还有，家长平时要注意自己的行为，小孩不管是犯了什么错误，都不要打孩子，这很不好。你一巴掌下去，很可能就把孩子颈椎打错位了，到时就追悔莫及了。

就好像 100 年前人们不懂得刷牙的重要性一样，现代人尤其是青少年对脊椎保养的重要性还不够了解。今天，"维护脊椎健康，要像刷牙一样全民普及"。要记住，普及脊椎健康知识，推广脊椎保健技术，是关乎全民健康的工程。

第 2 章　做颈椎的专业护理师

颈椎是脊椎中最灵活、活动频率最高的椎体，同时它也是干活最多、受累最多的部位。颈椎还是神经的重要通道，就好像是双行线的高速路一样，既肩负着将大脑发出的指令输送到全身各处的任务，还要将躯体发出的各种信息送回大脑。正是因为它的这种生理特点，使得它很容易受伤害。如果再加上生活中的种种不良习惯，势必会使颈椎疲劳过度，进而诱发颈椎病。想要拥有一个健康的颈椎，我们必须学会一些颈椎的日常护理知识。

查一查颈椎的"户口"

在脊椎中，颈椎与我们的身心健康最是息息相关。因此，我们有必要深入地查一查颈椎的"户口"，认识颈椎家族中的每个成员。

颈椎的结构是什么样的

颈椎由 7 节颈椎骨、6 个椎间盘（第 1 颈椎和第 2 颈椎间没有椎间盘）和附属韧带构成。颈椎向上连接着颅骨，向下连接着第 1 胸椎。颈椎周围由颈部肌肉、血管、神经和皮肤包裹，构成我们的脖子。

刁氏把颈椎分为两段，枕骨下关节至第 2 颈椎上关节

（C0－C2）为枕寰枢段；第 2 颈椎下关节至第 1 胸椎上关节为颈椎段。

除了第 1 颈椎和第 2 颈椎的结构比较特殊，其余几节与下面的胸椎、腰椎基本相似，都是由椎体、椎弓、突起（包括横突、上关节突、下关节和棘突）等基本结构组成的。椎体在前，椎弓在后，两者环绕形成椎孔。椎孔相连构成椎管，里面有脊髓。

颈椎横切面椎弓根上、下缘的上、下切迹相对形成椎间孔，有脊神经根和血管通过。它是神经的重要通道，就好像重要的交通枢纽一样，不仅肩负着将大脑发出的指令输送到全身各处的任务，还要将躯体发出的各种信息送回大脑。

另外，颈椎的横突比较短，中间有横突孔，除第 7 颈椎横突孔较小外，其他 6 节的横突孔都有椎动脉穿过。椎动脉主要供应小脑、脑干和大脑后半部的血运，所以，颈椎结构紊乱经常会导致颅内供血不足，进而出现头晕、头痛、恶心、呕吐、耳鸣、耳聋等症状。

大脑传递信息的关卡——寰椎和枢椎

第 1 颈椎（寰椎）和第 2 颈椎（枢椎）与下面的颈椎明显不同。它们是大脑传递信息的关卡，扮演着促使脑部与身体各部位良性互动的灵魂角色，并掌管自主神经系统。C0－C1、C1－C2 之间没有椎间盘，所以平时活动时最容易受伤害。

寰椎没有椎体，也没有棘突，是由前弓、后弓和两个侧块构成的，呈环状，且大而平，可以支撑头部。关于"寰"还有一个传说，据说寰是古希腊神话里一个顶天立地的巨人，有一次寰犯了错误，众神之首一怒之下就罚他一生一世都顶着天。寰椎两侧的上关节凹与相应的枕骨髁构成了枕寰关节。

枢椎的椎体小而棘突大，椎体上有齿状突向上伸入寰椎内，与寰椎共同构成了寰枢关节。

可以说，枕寰枢椎是人类脊椎的顶尖，如果我们把脊椎比喻成一座塔，那么枕寰枢椎就是这个塔的塔尖儿。

我常将颈椎比喻成大脑总部的传令兵，其中寰椎、枢椎更是传递信息的重要关卡。一旦这两处出了问题，就会"上梁不正下梁歪"，有如骨牌效应一样，波及其下的各节脊椎，正所谓牵一发而动全身。因此，保护 C0－C2 对于现代人来说具有非常重要的意义。

辨认椎骨序数的标志——第 7 颈椎

第 7 颈椎除了伸向后方的棘突很长外，其余结构和普通颈椎一样。由于其棘突很长，末端不分叉而呈结节状，隆突于皮下，而又被称为隆椎。它随着颈部的转动而转动，是临床上辨认椎骨序数的标志。我们低头时在颈后正中线上很容易看到和摸到颈部最高突起的部位，就是第 7

颈椎，这是第 7 颈椎的生理特点。

第 7 颈椎是个非常有用的颈椎，大家一定要记住它，找准它的位置。无论是在临床上还是日常保健中，很多地方都会用到它。关注养生知识的人可能都知道，在找背部穴位的时候，经常会以它为坐标，推拿按摩的时候也离不开它，因为大椎是体内六阳经脉交汇之地。

颈椎受损给我们带来哪些麻烦

颈椎椎管内容纳的脊髓称为颈髓，它上通颅内的中枢神经，与人体的生命中枢相毗邻，包括呼吸中枢和心血管中枢。因此，颈椎损伤很容易导致呼吸、心跳停止。

颈髓向下即脊髓的胸段，再向下是腰段及骶段，上行与下达的神经传导纤维穿越其中。脊髓任何部位的损伤，都会导致神经传导障碍，所以，颈椎受损也会导致神经传导障碍。

脊髓的每一节都有一对脊神经从相应的左右椎间孔穿出，支配躯体及四肢的功能活动。颈髓发出的脊神经主要分布于颈部、五官、心、肺、双肩、背部、双上肢及枕部皮肤。一般情况下，脊神经仅占椎间孔的一半，若颈椎受损，孔隙变小或变形，神经根就会受到压迫和刺激，将导致所分布区域的感觉异常，最常见的症状是疼痛与麻木。如有时会出现上肢疼痛、手指麻木等症状。

除此之外，颈椎两侧的横突孔里各有一条椎动脉穿行，是颅脑的主要血液供应来源。如果颈椎受损，伤及椎动脉，将导致中枢神经系统缺血、缺氧和功能障碍。

总的来说，颈椎所处的位置非常重要，它是大脑和躯干、四肢保持联系的重要通道。颈椎活动频繁，而且活动范围较大，因此损伤的机会也就比其他部位多，这也要求我们时刻做好颈椎的专业保健护理。

颈椎问题的不速之客——枕寰枢椎椎间关节错位

在脊椎各段中，颈椎是椎骨中体积最小，但灵活性最大、活动频率最高、负重较大的节段。它能旋转、前后屈伸和左右侧弯。旋转主要是靠枕寰枢关节，第 3 颈椎至第 7 颈椎段主要负责屈、伸、侧弯等活动。

也正因为枕寰枢关节负责旋转，且活动度最大，这个部位也最容易发生错位。由于颈椎钩突关节及椎间关节错位，椎间孔变小，刺激脊神经根、椎动脉、颈动脉窦等，会出现颈部僵直、疼痛，肩、手臂痛麻无力、活动受限，眩晕、恶心、呕吐、耳鸣、耳聋，甚至瞬间失忆、近视、斜视、视力障碍、眼干涩、心律失常、偏头痛、失眠、嗜睡、呃逆、过敏性鼻炎、咽喉痛、落枕、血压波动等一系列病症。

在临床上，我经常遇到由寰枢关节和枕寰关节错位而引发眩晕、恶心、头痛、耳鸣等一系列脑供血不足症状的病人，我采用"刁氏技法"为他们的颈椎一一归位，取得了立竿见影的效果。

有一位在非洲医疗队工作的女医生，平时工作比较累，有一段时间，她的视力有所衰退、看不清报纸上的字，无奈只能回国。经我们诊断是枕寰关节错位，寰枢关节半脱位，症状是长期脑供血不足造成的。我为她进行了脊椎保健，仅2次视力就恢复了，不久又回到非洲医疗队工作了。她这种情况就是枕寰枢椎椎间关节错位，压迫了第3段椎动脉，椎动脉扭曲了，血上不去了，造成脑干缺血，氧供给不足。我给她复位后，血通了，与之相关的问题也就解决了。

枕寰枢椎椎间关节错位就像一位不速之客，总会在不经意间给我们带来一些麻烦，但是只要我们对它有所了解，知晓中医刁氏技法是治疗枕寰枢椎椎间关节错位的利器，麻烦也就迎刃而解了！

非常实用！自己就能给颈椎做个体检

在脊椎各段中，如果要评判谁是最勤劳、最辛苦的，那无疑要数颈椎了。随便在北京的大街上找个上班族，问他全身上下哪里最不舒服，得到的答案绝大多数都是颈椎不舒服。

为什么这么多人的颈椎有问题呢？这主要是因为颈椎是脊椎中最灵活、活动频率最高的椎体，很容易错位，错位刺激了相关的神经，就会出现颈椎症状。

如何诊断自己是不是患了颈椎病呢？诊断颈椎病一是根据症状，二是根据客观检查（刁氏标准 X 光片）发现的一些颈椎错位的征象。实际上很多人的颈椎确实有一些轻微的不适，也可能仅仅是颈部软组织的损伤。

颈椎病通常会有哪些症状呢？我们该如何判断自己是不是有颈椎病呢？

一般来说，颈椎病主要表现为头、颈、五官、肩、背、手臂酸痛，脖子僵硬。按照这种提示，我们就可以初步判断自己的颈椎是否有问题了。你可以先查一下颈椎的活动度，就是把头缓慢向各个方位旋转，看颈部是否出现疼痛。如果有疼痛，就要怀疑有颈椎病的可能。

那又如何判断是颈椎的哪个部位出毛病了呢？你可以微微低头，从最突出的第 7 颈椎开始往上，用手轻轻按压颈椎及左右两侧，如果出现阳性反应点，也就是有压痛感，或者摸到条索状、砂粒状的硬块，可能就是颈椎出问题的所在部位。

颈椎病是多种疾病的根源，其退化过程是一个长期、缓慢的过程，并非"一日之寒"。因此，早预防、早发现、早治疗，才能拥有健康的颈椎！

知己知彼！说说颈椎病有哪几种类型

颈椎病患者各自的症状、体征不尽相同，有的是以脖子僵硬、活动受限、颈肩部疼痛为主；有的是以上肢无力、手指麻木为主；有的是以眩晕、头痛、恶心为主；还有的甚至以心动过速或心动过缓、耳鸣、耳聋为主；也有的是上面几种症状兼而有之。

颈椎病患者之所以有这些不同的临床症状，主要是因为颈椎具有相对复杂的解剖特点和颈椎病具有较多的病理改变所致。我在临床上根据患者的表现给予不同的分型。

颈椎病分型有中医分型和西医分型，二者是相对应的。为了方便易懂，我从西医的角度来给大家说一说。颈椎病分为脊神经根型、交感、副交感神经型、椎动脉型、脊髓型4种类型。

脊神经根型颈椎病

这种类型的颈椎病在中医里叫经络型颈椎病。由于椎间盘退化，颈椎椎间关节错位，造成对颈神经根的刺激或压迫而引起以头、颈、五官、心、肺、肩、臂、指的疼痛。多发生于第4～7颈椎，一般来说30～50岁的人最容易发生此类型的颈椎病。

刚开始得这种病时，只是感觉脖子疼痛或有些发僵、发板，因为不明显，很多人只是以为有些劳累过度所致，所以很容易被忽视。这种情况到了后期就会出现上肢放射性痛麻，主要是颈枕部、肩背部或手臂、手指有放射性疼痛或同时伴有感觉异常（其中以手指、前臂的麻木、串痛多见）。一般来说，晚上睡觉时或早晨起床时加重，时好时坏，反复发作。

我们如何判断自己是不是得了这种颈椎病呢？很简单，只要我们感觉颈部疼痛的同时，还有上肢（包括手指）放射性疼痛和/或麻木，就可以往脊神经根型颈椎病方面考虑。

交感、副交感神经型颈椎病

此类型的颈椎病在中医里叫脏腑型颈椎病。交感神经和副交感神经同属自主神经，而自主神经主要支配内脏、血管和腺体，在维持人体不受意识支配的不随意活动中起重要作用。

交感神经和副交感神经都是自主神经系统的重要组成部分，由脊髓发出的神经纤维到交感神经节，再由此发出纤维分布到内脏、心血管和腺体。当交感神经受到刺激时，副交感神经兴奋性减弱，于是出现心跳加快，血压升高，消化活动受抑制。副交感神经受到刺激时，交感神经相对受抑制，因而出现心跳减慢，血压下降，消化活动增强。

人体在正常情况下，功能相反的交感神经和副交感神经处于相互平衡制约中。在这两个神经系统中，当一方起正作用时，另一方则起负作用，很好地平衡协调和控制身体的生理活动。如果自主神经系统的平衡被打破，那么就会出现各种各样的功能障碍。

当一个人的颈椎椎间盘发生了变性，椎间关节发生错位，椎间孔变小，就会直接刺激交感神经、副交感神经末梢，引起交感神经、副交感神经的异常兴奋或抑制，即会出现头痛、头晕伴恶心、呕吐，视物模糊、视力下降，眼后部胀痛；耳鸣、听力下降；眼花、流泪，眼睑下垂，心律不齐、心跳加速或心动过缓，心前区痛及血压升高或下降；面部或某一肢体多汗，无汗、畏寒或发热等症状。同时伴有后颈部疼痛，用手向上牵引头颈可减轻。

此型颈椎病因为症状很少单独出现，自我诊断上是有一定困难的。凡有上述交感神经、副交感神经失调症状，症状紊乱或病因不清，同时伴有颈肩疼痛、手臂麻木或眩晕、头昏、头痛等症状时，我们可以拍颈部刁氏标准 X 光片，这样诊断起来相对容易一些。

椎动脉型颈椎病

此类型颈椎病在中医里属于营卫型颈椎病。由于椎动脉受到外来的压迫或刺激，引起供血、供氧不足而产生一系列症状。

此型发病突然，约半数以上病人是突然发病的，开始之前没有什么症状，也没有什么先兆。只是颈部向某个方向转动一下，当即出现眩晕，甚至感到天昏地暗，天旋地转；有时会感觉大腿发软而摔倒；有时候也会出现肢体麻木、感觉异常。

如何进行自我检查呢？我们可在闭眼时，向左右旋转头颈，如果感觉偏头痛或眩晕，大多是椎动脉型颈椎病。

脊髓型颈椎病

此型颈椎病在中医里称为督脉型颈椎病。主要是因为椎间盘退化，以及后纵韧带骨化、黄韧带肥厚或钙化，造成椎管狭窄，形成对脊髓的直接压迫所致。它分为两种类型，一种是量变型，虽然已经造成椎管狭窄，压迫到硬膜囊，但还没有压迫到神经根，没有脊髓病变症状；另一种是质变型，由于椎管内占位性病变，确实已经压迫到了神经根，并且已经出现脊髓病变症状。

一般来说，40～60 岁的人最容易患上脊髓型颈椎病，因外伤、过劳引起的较多。当脊髓型颈椎病由量变发展到质变时，最明显的症状就是走路时双脚就像是踩棉花一样，大小便失禁，半身麻木。如果出现以上症状，我们也要多考虑是不是患了脊髓型颈椎病。

最容易导致颈椎病的姿势

有一个东北女孩，在北京一家公司里做办公室文员。老总对这个女孩的能力很看好，想提拔她，她就更加努力工作了。由于长期坐在电脑前工作，时间长了，颈椎病引发的麻烦事也逐渐跑了出来。有时候她感觉肩非常酸，有时候眼睛看东西久了也会觉得雾蒙蒙的，还有头晕的感觉。

后来，她在一个朋友的建议下来到了我这里。我们通过拍 X 光片，发现这个女孩的枕寰关节和寰枢关节都错位了，而且比较严重。我马上给她进行了正脊治疗，将其错位的椎间关节复位。几下后，她错位的椎间关节就复位了，此前的症状明显减轻了。以后，我又给她进行了几次正脊治疗，效果都不错。

我在门诊中经常会接收到像这个女孩这样的患者。虽然说我的正脊疗法能治好这些颈椎病，但是这并不表示这个病以后就不犯了。我们说关节错位是绝对的，而归位是相对的，椎间关节的错位和归位在永无休止地交替进行着。因此，我们需要时刻保护好我们的颈椎，让其免受伤害。

如何保护我们的颈椎呢？首先要端正我们工作和学习的姿势。在生活中哪种姿势最容易导致颈椎病的发生呢？

头颈固定于某一姿势是导致颈椎病的首因

人不能老一个姿势，不管什么姿势，老一个姿势就容易出问题。当你的头颈老固定于某一姿势时，你就属于颈椎病的高危人群了。其中，长期低头是颈椎病的罪魁祸首。

以往我们知道，像会计、作家、编辑等这些长期低头伏案工作的人比较容易患上颈椎病。事实上，近几年颈椎病在发病率越来越高的同时，还出现了发病年龄年轻化的趋势，其中，以中小学生、电脑一族最为明显。

大家可以看看，国内的中小学生他们学习的姿势是什么样的。他们学习任务重，在学校里要经常写作业，回到家里还有书山题海。一坐就是几个小时，能不得颈椎病吗？

现代的电脑一族更是如此，这些人要么是上班经常要用电脑，要么就是经常在网上冲浪的网友，看电脑的时间比较长。有的网友甚至在电脑前熬通宵打游戏，自然就会出现头、颈、肩、腰的病症。其中，颈椎的伤害最大。

除了这些人外，还有一些文人墨客，他们老是低头、老动脑子，想一个问题半天都不抬头，这些人肯定容易得颈椎病，很容易引起脑供血不足，出现视力模糊、眨眼、耳鸣、后头麻木、头疼、头晕等症。

此外，还有司机、文秘、记者、刺绣女工、绘图员、外科医生、手术室护士、显微镜操作员、交通警察、教师、雕刻工作者等，也容易得颈椎病。

这些人有个共同的特点就是头颈始终处于一个固定的姿势，一次低头持续时间长，这样年复一年，日复一日，疾病就慢慢严重了。

为什么低头的姿势容易诱发颈椎病呢？当我们的颈椎长时间处于屈曲位或某些特定体位时，颈椎间盘内的压力增高，颈部肌肉处于非协调受力状态，颈后部肌肉和韧带易受牵拉而损伤，椎体前缘相互摩擦，容易增生，刺激脊神经，进而出现一系列症状。有的人会出现头昏、头晕、头痛、眩晕、眼花、耳鸣、恶心、出汗和颈肩背酸痛等症状；部分人还在肩部、肩胛间区和上臂部有沉重麻胀感；少数人会出现精神委顿、神情呆滞和视力减退等现象。

不良生活习惯是诱发颈椎病的主因

平时很多人感觉很舒服的姿势，会在不知不觉间造成颈肩痛甚至发展成颈椎病。比如说，有的人喜欢歪着头写字，有的人喜欢趴在床上托腮看电脑、看书、看电视……这些姿势虽然感觉很舒服，但在这种状态下我们的颈椎处于一种不正常的弯曲中，时间长了就会感觉脖子、腰背酸痛，甚至带来骨骼、椎间盘的变化，最后发展成颈椎病。

以前我经常在公交车、地铁里看到一些上班族，他们一手拿着早餐，一手拿着报纸低头看，还有的坐在那里打盹儿……这些都是不正确的姿势，很容易诱发颈椎病。

如果说因工作和学习的原因，某些固定姿势我们不可能改变，那么这些不良生活习惯我们完全可以改变。

平时我们在学习和工作 1 小时后要抬抬头、转转脖子和扩扩胸等；再做一些仰望、远视练习；多进行腹式呼吸；睡觉时最好用低枕枕在颈部进行仰卧睡眠，少侧卧。

这里我再教给大家一个非常简单实用的颈椎保健方法：首先，下颌微微上扬，头用力向左上方甩，做 8 次；然后，同样的方法头向右上方甩，也做 8 次。这个动作随时随地都可以做，可以有效地预防和治疗颈椎椎间关节错位。

我们身边还有一些很简易的颈肩痛的自我保健方法，随手可得，经济又高效。比如说，敷个热水袋就是一个好办法；洗热水澡也是颈椎保健的好办法，洗澡时用热水使劲儿冲颈部，可以很好地放松颈部肌肉；运动也是很有效的预防方法，每天慢跑或快走，即使是下班时少坐一两站车，都可以很好地放松颈椎及肌肉，对于预防颈肩痛也是非常有效的。

哪个颈椎是人类的危险区

很多颈椎病患者常问我："老师，您说颈椎病一般发生在哪个颈椎啊？是不是我对这几处做好防护工作就行了？"

其实，因为颈段比较灵活，使用频率又是最高的，所以整个颈段都很容易发生病变。但相对来说，枕寰段（C0－C1）、寰枢段（C1－C2），以及第 4 颈椎至第 5 颈椎（C4－C5）、第 5 颈椎至第 6 颈椎（C5－C6）更容易发生颈椎病变。

前面我们说过，枕寰枢段是负责旋转的，而且枕寰枢段没有椎间盘，所以很容易受伤。我这里举几个例子，可以进一步说明。

2009 年，我在厦门市为几个患有颈椎病的大夫会诊。其中有一个姓蔡的大夫，43 岁，平时她感觉自己头晕、耳鸣、双侧头痛、后脑发木，当即拍片确诊是枕寰关节错位。于是当着与会专家的面，我为她进行了正脊复位，再拍片对照，寰底线正常了，再问其本人，头痛、头晕的症状也基本消失了。

还有一位姓曾的大夫，48 岁，平时经常眩晕、耳鸣、昏睡、眼前发黑，当即拍片结果是寰枢关节错位。正脊后再拍对照片，其齿状突间隙正常，眩晕、眼前发黑的症状基本消失。还有一位陈大夫，经拍片确诊是枕寰关节右错位，寰枢关节左错位，我为其正脊后对照片正常了，症状也基本消失了。

这样的例子我在门诊中也经常遇到，所以枕寰枢关节需要我们重点保护。

为什么 C4－C5、C5－C6 也容易发生颈椎病呢？我们知道，人在 20～27 岁时，颈椎间盘就开始逐渐发生退化变质。从生物力学的角度来看，C4－C5、C5－C6 受力最大，因此颈椎病的发生部位在这些节段是比较多见的。

　　防止这几个部位受损的一个好办法就是坚持练习刁氏脊椎保健操的第一、二、三、四节，这对颈椎有一定的保护作用，但不是绝对的。

　　尽管这几处是重点易受伤害的部位，但是这并不代表其他的颈椎节段就不用管了，整个颈椎本身就是"重灾区"，因此全面建设好这个"重灾区"，需要我们从多方面入手。可以说，这是对颈椎的最大关爱，也是对身体的最好关爱。

床上看书，舒服了一会儿，疼痛了一生

　　如果我说现代人变得越来越懒了，可能很多人不愿意听。事实上，现代科技给我们带来方便的同时，也让我们变得越来越不爱活动了，越不爱活动人就变得越懒。

　　有这样一句老话说得好："站着不如坐着，坐着不如倒着。""倒着"也就是躺着，如果躺着能完成工作，我想有多半的人会选择躺着，因为躺在床上多舒服啊！

　　可是，你发现躺着背后的问题了吗？我在门诊中经常会遇到一些因为躺着看书、看电视而引发颈椎病的患者。

　　有一位姓李的先生来找我治疗颈椎病。他是一家公司的副总，每天晚上都喜欢躺在床上看书、看电视，一看就是几个小时。刚开始感觉挺舒服，可是一段时间后他发觉自己的肩膀开始疼起来了，然后连着头部疼，特别难受。

他找到我，我了解了情况后，让他去拍 X 光片，结果是颈椎反弓。

什么是颈椎反弓呢？我们知道脊椎有 4 个生理弯曲，颈椎是向前凸的，呈一个反"C"形。如果我们经常躺在床上看书，用老百姓的话说就是"窝着脖子"看书，原本呈反"C"形的颈椎会慢慢变直，或向反方向弯曲，我们便称为"颈椎反弓"。其实，前面说过的长期低头也是这种情况。

当我们躺着看书或看电视时，颈部会向前屈，这样会导致颈椎后纵韧带、黄韧带、棘间韧带和棘上韧带处于紧张状态，并累及所属肌肉或相关肌群出现过度肌紧张。此时处于上方的椎骨下关节突，会滑至下位椎骨上关节突的上部，造成关节面错开，关节囊紧张。同时，本应靠仰卧获得放松、复原的椎间盘，因颈部前屈而使其前部受到挤压，髓核后移，纤维环受到牵拉。长期这样的结果是软组织损伤，进而加快椎骨、椎间盘及周围软组织的退变进程，最终会因脊髓、神经根、椎动脉受压而出现颈椎问题。

我先对那位李先生进行了正脊复位，几次后他的症状已经明显缓解了。后我又嘱其一定要改掉卧床看书报、看电视的毛病。看书时最好在书桌上看，并保持正确的坐姿；看电视要平视或微仰视，最好在椅子上坐着看，腰背要打直，可用小靠垫靠在腰部，身体不要歪斜，维持肩膀两边等高，脊椎居中。

平时要多做运动，如打羽毛球、散步都是不错的方法；还要多练习刁氏脊椎保健操的第一、二、三、四节。

有时候，颈椎就像是刚出生的孩子一样，需要我们时时刻刻用心去照顾，丝毫马虎不得。你若对它马虎一会儿，它有可能会马虎你一生。

让颈部生活在温暖的"春天里"

每年的秋冬季我都会接诊很多颈椎病患者，为什么会这样呢？这是因为我们的颈部喜欢生活在温暖的环境里，不喜欢寒冷。

从中医角度来看，颈椎病属于痹证。什么是痹证？就是因风、寒等外邪侵袭身体，阻塞了经络，致使气血运行不畅的病症。而感受风寒是颈椎病的主要诱发因素之一。由于受冷风吹袭，风寒侵入，导致颈部气血不通，正所谓"不通则痛"。同时，颈部肌肉受到寒冷的刺激以后，会保护性收缩，以避免过分散热。这就使颈部肌张力增高，出现力的失衡，导致颈椎间隙变窄，脊神经、血管受压，增加了颈椎病发病的危险。

我在门诊中遇到的那些患者多是 30 岁以上的上班族，这些人本来颈椎间盘已经开始退化变质了，再加上平时工作压力大、感受风寒等因素的影响，很容易诱发颈椎病。那么，平时我们如何让颈椎生活得更温暖呢？

冬天围个围巾是对颈椎的贴心照顾

时下很多小青年都喜欢穿个立领装、围个围巾，不管是为了时尚美观也好，还是为了防寒也好，这是一个非常好的习惯。

这里我建议大家：天冷的时候，要围稍厚一点的围巾，尤其是女孩子们，这样既美观又非常保暖，对颈椎有非常好的保护作用。同时，围的时候最好把督脉上的风府穴和胆经上的风池穴都盖上。

风府穴在我们的脑后，是头部最薄弱的地方，最容易受风邪。它在颈后部，自头发边缘正中向上，用拇指比一横指处就是。风池，顾名思义是"蓄风的池子"，也是防风的要穴。它在枕骨之下，与风府穴相平，胸锁乳突肌与斜方肌上端之间的凹陷处。在摸后脑时，会摸到头发边缘有一个凹窝，挺大的，很明显，往里一推，就会触到脖子后面的两个硬筋，往上面就是枕骨，用大拇指往里一顶，便会摸到这个穴位。平时多对这两个穴位进行推拿或点按，有很好的防风效果。

此外，天冷的时候，我们下班回家后，可用热毛巾敷一敷颈部。将毛巾用热水弄湿，然后轻轻拧干，敷在颈部上，2～3分钟即可，多敷几次。也可用小型的热水袋进行热敷，但要注意别烫伤了。

细节决定健康——夏天关爱颈椎从细节入手

其实，颈椎病不仅在秋冬季容易复发，在炎热的夏天里也容易复发，因为夏天越热人们越爱使用空调。

空调真不是什么好东西。它吹出来的风给人的感觉是一种特殊的冷，跟自然风不一样。一般不习惯吹空调的人在空调房里待一会儿就受不了。很多人吹完空调后会感觉脖子僵硬、疼痛。

在我的患者中，很多是女性朋友。她们每天在空调房办公，又常穿吊带装，颈背肌肉很容易受寒，诱发颈椎病。因此，我要特别提醒这些女性朋友，平时在外面爱穿吊带装也没什么，但最好不要在有空调的办公室里穿，把脖子完全暴露于空调之下，是很不好的。

平时在有空调的办公室里工作时，一定要穿好外衣，也可佩戴质地柔软的丝巾。空调应设定在 26 摄氏度左右为宜，既节能，又不会对身体造成太大伤害。如果身体出汗了，最好不要吹空调，尤其避免直吹；经常使用空调的要定时开窗通风，以防感冒发生。

还有，夏天不管多热，最好不要用凉水冲澡。很多人在夏天喜欢运动，运动回来后，直接进入淋浴室，拿起喷头，打开冷水阀，"哗哗"浇下去。我们看，最先浇的是哪里？是脖子。寒气就从脖子进入了体内，这样颈椎能好得了吗？因此，夏天不管多热，也要用温水洗澡。而且，用温水洗澡其实要比凉水洗澡更容易降温。

夏天，很多人喜欢睡凉席、枕凉枕，这其实也是有讲究的。从中医角度来看，凉席（如竹片或亚麻材质的凉席）、凉枕是属阴的，我们在夜晚睡眠时汗毛孔大多处于舒张状态，这时风寒很容易侵入体内，诱发颈椎病。尤其本身是虚寒体质的人不要使用凉席，更不要在空调房里睡凉席。

如果一定要睡凉席，也应根据自己的身体状况来选择凉席，睡的时候一定要在上面铺一个床单；晚上睡觉时要盖条毯子或薄被，尤其要保证肩膀、脊椎、腹部不要受凉。

无论是寒冷的冬天，还是炎热的夏天，我们对颈椎所要做的是，让它始终生活在温暖的"春天里"。

防治颈椎病，办公室里有高招

我所接诊的患者中，绝大多数是来自于办公室的工作人员，这些人多是长期从事财会、写作、编校、打字、文秘等职业的人。这些人加班工作是常事，熬个通宵也无所谓……颈椎就是在这些"常事"和"无所谓"中受到了伤害。

虽然正脊疗法对此有一定的防治功效，但是这些人个个都是大忙人，平时他们哪有时间经常来我这里做脊椎保健呢？在此，我就向这些忙碌的办公族推荐几招缓解颈椎病的方法。

高招一：不可不学的脊椎保健操第一、二、三、四节

不管大家得了什么类型的颈椎病，只要坚持练习刁氏脊椎保健操第一、二、三、四节，对症状都有很好的改善作用。

当然，如果不差时间，把刁氏脊椎保健操的全套 8 节动作都练习了自然最好不过，而且这也用不了多长时间。实在没时间，也要每天坚持练习完前 4 节。

具体动作第 7 章会详细给大家讲解。

高招二：让颈椎变得更轻松的腹式呼吸

很多人可能不知道，长期紧张是颈椎的致命伤。很多人精神一紧张，就会感觉脖子发硬、颈椎疼痛。这时怎么办呢？

当你开始感到紧张、焦虑时，先暂时停止手边的工作，缓慢地进行腹式呼吸。什么是腹式呼吸呢？就是在吸气时想象自己的肚子是一个气球，随着吸气逐渐慢慢膨胀，直到饱满为止，接着再一点一点慢慢地将气用嘴吐出，并想象腹部的气球随之逐渐缩小，直到气完全吐出为止。这种呼吸法是简单的放松减压方法，而且不管是站着、坐着，还是躺在床上，都可随时随地进行。

尽管以上这些方法行之有效，但都是治标不治本的方法，最好的方法还是预防。中医里讲究"治未病"，就是防治没有发生的病。杜绝疾病的发生才是治病的最高境界。

办公室的工作人员如何预防颈椎病？最关键的一点是纠正与改变工作中的不良习惯，比如说，保持良好的坐姿，避免颈部损伤，注意防寒，经常进行放松练习……这些都是预防颈椎病的有效方法。

电脑一族如何自我救赎

很多网友经常在网上给我的助理发来求助邮件。有的人说："老师，我最近脖子发硬、酸痛，用电脑超过 10 分钟就会觉得手臂发麻，有时稍一转脖子，就会发出'喀喀'的响声，这是不是得了颈椎病？"还有的人说："老师，我怎么坐着就感觉头晕呢？"对于这些问题，我不能一一给各位网友解答，这里我把这些问题整理到一起，做一个统一的解答。

有人可能问了，网友为什么不直接给我发邮件呢？说实话我是不会用电脑的，而且我也不愿用它。大家知道，以前电脑都是公司办公使用的，现在人们的生活富裕了，电脑就像电视一样也在我们的生活当中普及了，但这同时也给人们带来了很多健康方面的问题，尤其带来脊椎方面的问题更为严重。我本来就是研究脊椎的，自然了解电脑所带来的危害，所以我会有意避开它。

我也经常劝身边的人少用电脑，但是现代人又不可能离开电脑，很多时候不得不使用电脑。我的患者当中就有不少程序系统工程师等从事 IT 行业的人，他们差不多一整天都坐在电脑前工作。这时怎么去自我救赎呢？怎么样做才能把电脑给我们带来的危害降低到最小程度呢？

长期坐在电脑前是固定姿势的外伤

我说过，长期坐在电脑前是一种错误，是注定会损伤脊椎的。刚开始觉不出来有什么问题，因为还没有从量变发展到质变，6 个月到 10 年之后问题就显现出来了。

有一位小患者，才 9 岁，上小学二年级。父母给他买了台电脑，原本是给孩子学习用的，但是孩子却偷偷地迷上了网络游戏，有时一玩就是一个通宵。家长发现后也管不了，平时对孩子很娇惯。就这样这孩子一玩就是半年多。由于经常玩游戏，再加上上课、做作业时低头太久，最近孩子总是感觉头晕、头痛，脖子活动也不如以前灵活了。家长为此很是着急，后来找到我们，我们为孩子拍片后发现他属于儿童型颈椎病。我给他做了几次正脊复位后，现在好多了。

经常坐在电脑前，还会对腰椎造成危害。很多电脑一族操作电脑非常认真、投入，注意力高度集中，为了看清显示屏上的数据、文字等内容，会不自觉地将上身前倾。时间一长，腰椎的生理弧度难以保持，导致正常的前凸曲线变直甚至反曲。这样一来，容易使腰椎间盘向椎管内突出，导致腰椎间盘退变，进而刺激神经根，导致坐骨神经痛或一侧或双侧下肢胀痛。另一方面，长时间坐在电脑前，也容易使脊椎发生侧弯，影响脊椎的正常生长发育。

尽量少用笔记本电脑

相比台式电脑而言，笔记本电脑拿起来更方便，但是经常使用笔记本电脑要比台式电脑带给人的危害更大。

笔记本电脑的显示器一般处于比较低的位置，比起台式电脑更容易让人处于脸朝下的状态。如果保持这种姿势工作或上网数小时，会给颈部造成很大的负担。而且笔记本电脑屏幕和键盘都很小，使用起来很不方便，人长时间在收拢和紧张的状态下工作，很容易引发健康问题。

使用电脑时的好姿势——"四大纪律"要谨记

虽说正脊复位能改善这些问题，但只是暂时的，如果还是经常沉迷于电脑，病情还会复发。因此，要保护脊椎健康，就要严格控制上网、游戏时间，即使用电脑学习，也要使颈椎保持正确的姿势。

使用电脑时，怎样保持一个正确的姿势呢？我有"四大纪律"，大家可以参考。

纪律一：我们在使用电脑时，可选择靠背高度合适

（从臀部至枕骨）有扶手的椅子，最好使整个臀部都坐满座椅，使背部靠到椅背上，维持背部挺直。

纪律二：平均 1 小时左右离开座位伸展一下四肢。

纪律三：电脑屏幕放在视线前方，最好能垫高一些，与目平视最佳，也可仰视，这样可避免颈部歪斜造成酸痛。

纪律四：坐的时候不要跷脚，双脚可前后交错放，以长时间维持坐姿。

电脑一族平时多做"保健运动"

经常用电脑的人，平时可以多做刁氏脊椎保健操的第一、二、三节（详见本书第 7 章）。

在这里，我教给大家一个非常简单的颈椎保健操，特别适合那些长期使用电脑的上班族。我教过的朋友几乎百分之百见效。方法非常简单，就是将两臂向两侧伸直成"九点一刻"状，保持手掌与手臂成横平状，手掌朝前方，然后两臂从"九点一刻"到"十点十分"起伏，连续做 200 次，每天早晚各做一次。基本一星期见效，一个月收效显著。

有句话说得好："经常耸耸肩，颈椎保平安。"天天用电脑的人最好坚持天天做正确规范的耸肩动作。做的时候，头要保持正直，挺胸拔颈，两臂垂直于体侧，然后两肩同时尽量向上耸起（注意，是耸肩而不是缩颈），让颈肩有酸胀感。两肩耸起后，停 1 秒左右，再将两肩用力下沉。一耸一沉为 1 次，16 次为 1 组。每天上班的时候坚持做 3～5 组。每天累计总数应力求达到 100～120 次。这个小动作不受场所、时间的限制，无论是在办公室，还是在家里都能做。

经常使用电脑的人，最好多补充一些维生素 C。比如说喝一杯橙汁，可以减少工作的压力。实在没时间弄一杯果汁，也要多喝一些白开水，这对身体都是有好处的。

总的来说，电脑能少用尽量少用，在单位里看了一整天的电脑，回到家里还上网、打游戏，那岂不是给自己找病吗？

开车一族保护颈椎不"添堵"

生活在北京的人都知道，交通拥堵是个老大难问题，因为人多车也多。车多本应该是一件好事，说明我们国家富强了、人民生活富裕了，但车多势必会造成交通拥堵。不仅如此，经常开车还会给颈椎"添堵"，尤其是那些开长途车的司机朋友。

一般情况下，身体前倾的坐姿很容易使开车者的脊椎处于一种紧张状态，但开车时由于精神高度集中，所以很难察觉到身体的不适。时间长了，椎间盘就会发生退变，椎间关节发生错位，导致颈椎病或腰椎病等。

很多司机朋友开车时间长了就会感觉头晕、头痛，其实这就是颈椎椎间关节发生了错位，刺激了脊神经或压迫了椎动脉所致。但很多人并不在意，以为是普通的头疼脑热，吃几片药就好了。殊不知，这样很容易耽误病情。

那么，经常开车的朋友平时如何保护好颈椎，使之不受伤呢？

开车时如何保护颈椎

首先，要调节好坐椅。因为坐椅调节不当，就会使颈椎处于不良姿势。比如说，有些人喜欢将坐椅调得很高，这就容易使自己的颈椎处于前探的状态。颈椎前探姿势可增加颈椎的负荷，也容易累积造成颈椎的损伤。

坐椅怎么调？怎么坐呢？驾驶座位的靠背向后倾斜约110度，臀部尽量靠后坐，后背完全靠在靠背上。同时，驾驶座位和方向盘的间隔距离不要太大。

开车时一定要注意颈椎的姿势，避免因长时间一个姿势而引发颈椎损伤，最好每开车1小时就停下来，走出驾驶室，在外面稍活动一下颈部，或靠在座位上放松放松；也可双手十指交叉抱后颈向前用力，头部向后用力，以锻炼颈部肌肉，增加肌肉和韧带的外平衡稳定性。

我们在开车时要处理好起步、刹车等问题。很多人在开车时突然加速或减速，由于惯性，会使自己的颈椎发生与加速或减速方向相反的甩动。这种前后方向的如同甩鞭式的被动动作，最容易造成颈椎椎间关节错位，尤其容易造成寰枢椎椎间关节错位。

坐车时如何保护颈椎

这里我要提醒那些经常坐车的人，无论是公交车，还是私家车，有一个问题都要特别注意，就是坐车时一定要靠紧椅背，不要分神，不要睡觉。因为车子突然加速或减速时，最容易使颈椎出现甩鞭式的动作。

当然，很多突发的交通事故是不可避免的，其中，追尾事故是造成寰枢椎椎间关节错位的最大元凶。在追尾事故中，人体在靠背或座椅的带动下突然向前或者向后时，头部通常无法跟上身体的运动节拍。这种身体和头部不协调的运动，最终都会施压到颈椎，从而导致颈椎损伤。

我举一个例子，有一位资深的女记者，有一次坐车，被后边的车追尾了。她的脖子做了一个甩鞭式的动作，当时脖子就不能动了，头也特别晕。家人带她到医院检查也没查出什么。医院建议她带个脖套，回去吃点药先养着。3天之后，这个女记者感觉受不了，脖子疼得不行，头也一直是晕的，才找到我们这里。我们给她拍了片，结果发现车祸导致她的枕寰关节错位、寰枢关节半脱位，我们及时为她进行了治疗，两三分钟后，她当时就感觉轻松了，头也不晕了，脖子也好多了。

有人可能说："老师，你说得太神奇了吧，这么简单几下就治好了?"这其实没有什么神奇的,只要拍 X 光片准确诊断出是哪个颈椎的椎间关节错位了,把它正过来,症状自然就好了。就好像是我们的胳膊脱臼了把它复位一样,只不过椎间关节错位要复杂一些,需要多次治疗才能痊愈和巩固。

话说回来,我们平时坐车时如何预防这种情况的发生呢?我们要防止追尾撞击事故中的颈椎伤害,关键在于发生撞击事故时让乘车者的头部和上身一起和谐地运动。最好的办法就是在乘车过程中尽量保持整个身体(包括头部)与座椅的充分接触,且不要睡觉,不要分神。

如果一旦发生车祸或碰撞,在感觉自己的颈椎或腰椎受到了冲击的情况下,一定不要随便处理。我们的脊椎中有很多神经,在不当的搬动中受伤的话,很有可能形成永久性的伤害,甚至有瘫痪的可能。

选择一张好床其实是为健康储蓄

颈椎的保养,重在日常。这跟储蓄很像,平日里一百元、二百元地往卡里面存,虽然不多,但过三年五载回过头来一看,里面的钱还真不是个小数目。相反,如果今天一百元、明天二百元地往外取,虽然不多,但时间一长,卡里的钱也就被取得差不多了。

平日里我们如何加强颈椎的保养,为我们的健康储蓄呢？其实，日常生活中一躺一卧这些小细节里都暗含着养生之道。这里我们从如何选择一张好床来说。人的一生有1/3 在床上度过，你说选择一张好床重不重要？

我们知道，床有各种各样的，有人喜欢软一点儿的床，有人喜欢硬一点儿的床，那究竟是软床好呢，还是硬床好呢？我们先对各种床做个分析比较。

席梦思床太软。这种床有很好的透气性，但多数都比较厚、比较软。从颈椎病预防和治疗的角度来看，床铺不要太软。过于柔软的床铺会造成由于人体重量压迫而形成中央低、周围高的状态。这样就会增加腰背部卧侧肌肉的张力，而且也势必导致头颈部的体位相对升高。就好像枕个高枕头一样，将导致局部肌肉韧带平衡失调，从而直接影响颈椎本身的生理曲线。时间长了，就会加速颈椎的退变，直接导致颈椎病的发生。

木板床太硬。这种硬床好不好呢？木板床能维持脊椎的平衡状态，有利于颈椎病的防治，应该算是好床。但是睡过硬床的人都知道，床太硬了睡在上面感觉不舒服，而且透气性也不好，因此床铺也不宜太硬。

棕绷床不耐久。这种床无论是透气性上，还是柔软程度上，都是不错的选择。但这种床用的时间稍长一点，弹性就会逐渐减弱，成了软床。所以这种床不宜久用。

钢丝弹簧床最差。这种床既有与棕绷床相似的特点，也有与软床相似的特点。刚开始睡上去可能会很舒服，但是时间长了就很不舒服了，是不适用于颈椎病及其他脊椎疾病患者使用的。

理想的火炕。北方的农村百姓常睡火炕，火炕在冬天冷了可以加温，夏天热了可以降暑，是很理想的睡眠之处。但是直接躺在火炕上面也很硬，人们便铺上了毡子和褥子，这时再睡上去就很舒服了。这是最有利于颈椎病患者睡的"高级床铺"。

可是很多地方没有这种"高级床铺"，怎么办？比较理想和经济的办法是在木板床上铺上厚度适当、软硬适宜的褥子或薄一点的席梦思床垫。软硬度达到什么程度最为理想呢？仰卧位时将手掌伸入腰下能够勉强进入为最好。

有人可能觉得，选床有点像选鞋一样，适不适合只有自己知道。其实二者又有不同，因为感觉舒服的床并不一定对你的身体有好处。一方面要舒适，一方面还要健康，要做到"鱼与熊掌兼得"。

一罐子药，不如一个好睡枕

有不少朋友来找我看病时说："刁老师，我的颈椎疼得快不行了，那个罪受的，死的心都有了，您能不能给开剂猛药，让我尽快好起来？"我说："不可能，如果你能做到，我愿意拜你为师。"

既然没有治好颈椎病的猛药，那么只有平日里注重保健了。怎么保健？换个好睡枕就是一个不错的选择。

科学的枕法——枕头不如枕颈

枕头、枕头，枕的是头，其实这是不对的。从严格意义上讲，我们在睡觉时应该是枕颈而不是枕头。我以前就提出过枕头要革命，必须革命，不要叫枕头，要叫枕颈或者颈枕。

为什么这样说呢？因为枕头时颈椎是悬空的，睡熟后，负责保护颈椎的韧带、肌肉群、关节囊等放松了，久而久之，颈椎的生理曲度就会消失甚至反向弯曲，从而引起相应的椎间关节错位，若是刺激到了椎动脉和脊神经，就会出现脑供血不足、眩晕、头痛、失眠等不适。

所以，我建议大家在睡觉时最好选用一个合适的颈椎枕，放在颈部下面，以保持颈椎正常的生理曲度。要是身边没有颈椎枕该怎么办呢？您也可以自己动手做一个简易的颈椎枕。

具体怎么做呢？用一块大毛巾或者是浴巾，卷成筒状，一定要卷得紧一些，然后垫在颈部就可以了。卷多高合适呢？一般来说，少年以 7 厘米为宜，成年人以 8～9 厘米为宜。当然，不一定千篇一律按一个标准来做，颈椎枕的高度一定要以自己舒适为宜。

对于我们中国人来说，几千年传下来的习惯是很难改变的。因此，还是有更多的人愿意守着老式的睡枕不放。但选择什么样的睡枕，睡枕的造型、高低尺寸、填充料及软硬度是否恰当与我们的颈椎健康直接相关。那么，颈椎病人如何选择一款适合自己的睡枕，让颈椎受损的程度减到最小呢？

当心！高枕和低枕都存杀机

颈椎病人睡过高的枕头，无论是仰卧还是侧卧，都会使颈椎受到伤害。为什么这样说呢？我们睡高枕时，当身体处于仰卧状态时，颈部的生理弯曲应当保持合理地向上弯曲（即前凸），而一旦枕头过高、且枕头的造型不合理时，即会造成颈部前屈。颈部前屈导致颈椎后纵韧带、黄韧带、棘间韧带和棘上韧带处于紧张状态，并累及所属肌肉或相关肌群出现过度肌紧张；此时处于上方的椎骨下关节突，会滑至下位椎骨上关节突的上部，造成关节面错开，关节囊紧张，最终会因脊髓、神经根、椎动脉受压而出现一系列的颈椎症状。

颈椎病人长期睡低枕，同样也会改变颈椎生理状态。睡低枕时人的颈椎会处于过度后伸状态，生理弯曲超过正常而过度前凸，此时上位椎体后倾，椎间盘纤维环后部受压、前部牵拉，髓核前移，前纵韧带紧张。长期低枕会导致前纵韧带疲劳，形成慢性损伤。而前纵韧带的功能在于防止脊椎过伸，一旦形成慢性损伤其护卫功能将大大降低，在一定诱因作用下即有可能出现椎体前移错位，加重颈椎病。

多高的睡枕最合适

通常情况下，颈椎病病人睡枕的适宜高度以8～9厘米、长度以50～60厘米较为合适，但具体尺寸还要因每个人的生理特征，尤其是颈部生理弧度而定。肩宽体胖者睡枕可略高一些，而瘦小的人则可稍低些。

睡眠习惯对于确定睡枕的高度也有影响，习惯仰睡的人，其睡枕高度应以压缩后与自己的拳头高度（握拳虎口向上的高度为拳高标准）相等为宜；而习惯侧睡的人，其睡枕高度应以压缩后与自己的一侧肩高度一致为宜。当然，无论仰睡、侧睡都能保持颈部正常生理弧度的睡枕是最理想的。

一般来说，患有高血压、心脏病、哮喘的人有时需要睡高枕；患低血压、贫血的人则有时需要睡低枕。

如何判断自己的睡枕是高了还是低了呢？方法很简单：如果排除患病因素，出现颈部酸痛、头痛、头晕、耳鸣及失眠等神经衰弱情况，或是睡觉睡到一半感到手脚麻木，那很有可能就是你的睡枕太高了。如果临睡前没有喝水，但醒来后发现面部浮肿，这可能是睡枕过低，引起头部轻微充血导致的。睡枕过低，下颌会因此向上抬，容易张口呼吸，出现打鼾的情况。

睡枕的透气性和弹性也很重要

中医学认为，头为阳，是诸阳之会、精明之府，气血皆上聚于头部，是怕热的。现代医学的研究表明，人在睡眠状态时，头部的温度要比躯干的温度低 2～3 摄氏度，这是人体生理上的自然要求。这就要求我们选择的睡枕要有一定的透气性和散热功效，以保证我们的睡眠畅快。

此外，一个好睡枕的弹性还要适中。因为过硬的睡枕会使睡枕与颈部的接触面积缩小，压强增大，感觉不舒服；但如果睡枕太软，则难以保持一定的高度，颈肌容易疲劳，也不利于睡眠，并且头陷其中，会影响血液循环。

那什么样的睡枕最理想呢？我们传统上习惯往睡枕里填充荞麦皮，这是不错的选择。此外，填充决明子、蚕砂、谷物等也不错。这些睡枕既可以保证透气性良好，弹性也适中，还有清热降温的作用。软体材料如真空棉、棉花、海绵等一般可能存在透气性差、弹性差的问题，最好不要选用。

很多颈椎病人总是想尽办法去寻找各种灵丹妙药，其实最好的药就在我们的睡枕里。熬了一罐子药，不如选一个好睡枕，把我们的睡枕弄好就是给颈椎吃了最好的药。

小感冒也会株连颈椎

很多人知道颈椎病的发生与长期固定一个姿势有关，

但很少有人知道感冒也与颈椎病有关。那么感冒和颈椎到底有什么关系呢？

感冒诱发颈椎病，孔最穴、曲池穴来救急

有一位患者得了感冒，刚开始也没在意，吃了几天药，不仅感冒没好，还感觉头痛、颈部不舒服。后来我们为其进行检查，发现他的寰枢关节脱位，而且是由感冒诱发的。

为什么感冒会诱发颈椎病呢？人在感冒时，固定在颈椎周围的韧带和肌肉会变得松弛。这也是为什么很多人在感冒后会觉得肌肉酸痛、嗜睡的原因。当韧带和肌肉变得松弛了，就不能很好地固定和保护脊椎关节了，就很容易引起颈椎椎间关节错位，也会加速椎间盘的退化变质，进而诱发颈椎病或使原有的颈椎病加重。原本就有颈椎病的人，平时不小心咳嗽或打喷嚏，都会引起颈椎椎间关节错位，加重病情。

如果已发生病变可采用手法正脊复位。如果只是普通感冒，为了防止诱发颈椎病，一定要先治好感冒，可点揉孔最穴和曲池穴，并配 C6—T1 处的夹脊穴。

孔最穴是手太阴肺经的要穴，它位于前臂掌面桡侧，腕横纹上 7 寸处。感冒引起嗓子痛了，可多点揉一下孔最穴。

曲池穴是手阳明大肠经上的穴位，在我们的肘部，寻

找穴位时曲肘，横纹尽处，即肱骨外上髁内缘凹陷处就是。

横推大椎穴——让感冒尽快好的小秘方

要预防感冒，最好的秘方就是平时多推大椎穴。因为感冒首先入肺，而支配肺的神经丛是从大椎穴分出的。多推这里可预防感冒引起的咳嗽等症。

大椎穴是督脉上的要穴，又是六条阳经与督脉的交会穴，有"诸阳之会"之称。大椎穴在哪儿？它在第 7 颈椎棘突下的凹陷处。我们在找大椎穴的时候，先把头低下，在脖子上可见一个特别突出的骨头（即第 7 颈椎棘突），此处的下部凹陷处就是大椎穴。推大椎穴时，要采用横推法，把手放在大椎穴处来回推十几次到发热，就会感觉全身轻松了。

除了以上方法外，感冒了还要注意保护自己的颈部。比如，咳嗽、打喷嚏时一定要小心；颈部活动不要太用力；睡觉时睡枕也不要枕得过高或过低；天气寒冷时一定要给颈部围上围巾，防止受寒。

一分钟头清目爽——快速治愈头痛和偏头痛的妙方

"我的头疼得受不了，就好像要裂开一样"，"为什么每次头痛感觉一跳一跳的，就好像通了电一样"……我在门诊接诊最多的就要数头痛、偏头痛的病人了，几乎每天都有大量的头痛病人前来就诊。虽然每个人的描述不尽相同，但都有一个共同点，就是苦不堪言。显然，已经严重影响了病人的工作和生活。

我是专门研究脊椎的，为什么头痛、偏头痛的病人来找我呢？因为绝大多数的头痛、偏头痛和脊椎脱不了干系。很多人出现头痛、头晕，往往以为自己是外感风寒、感冒发热或者贫血等原因所致，到了医院也检查不出什么病因。对于这种情况，如果排除其他病理原因，就应从颈椎上找原因。

可以说，颈椎是很多头痛、偏头痛的根源之一。中医讲究标本兼治，治好颈椎的问题等于治好了本，标上的头痛、偏头痛问题便解决了。

为什么颈椎不适会引起头痛、偏头痛呢？就我的临床经验来说，多种原因引起的颈椎椎间关节错位，压迫了脊神经、椎动脉等，就有可能会导致头痛、偏头痛。其中，颅内硬脑膜、血管、三叉神经、舌咽神经、迷走神经均是痛区。在排除颅内占位性病变等器质性病变之后，主要病因就在颈椎处。这一类头痛在过去又往往被医生们所忽视！

再加上精神疲劳、睡眠不足、情绪激动、生活不规律和工作压力大等诱发因素，头痛就有可能成为家常便饭。

平时离不开电脑的上班族最容易发生这种头痛。

头痛有很多种，有跳痛、灼痛、枕部麻痛、胀痛、串痛或兼有，针对每种疼痛我们需要区别对待。下面我就临床上常见的几种头痛介绍一下。

跳痛、灼痛的缓解妙方

从 C0 至 T1 椎上关节段有颈上、中、下交感神经节，一旦颈椎椎间关节错位压迫了这些神经，就会发生头部、胸部、上肢的血管舒缩功能失调，而出现灼性、跳动性头痛（西医叫血管源性头痛，也是门诊病人中最多见的一种头痛类型）。如果枕寰关节、寰枢关节错位，直接压迫了第 3 段椎动脉还会伴有头昏、眩晕等症状；如果第 6 颈椎椎间关节错位刺激到颈动脉窦的效应器，还会出现血压升高或降低。

我在临床上也接收了很多这方面的案例。有一位李先生，48 岁，患有右侧偏头痛 5 年多了。最近一段时间，感觉疼痛加重，那种跳痛的感觉就好像有电流通过一样。发作时肌肉紧张，右侧颈部及耳后的皮肤疼痛，晚上总是睡不着觉，右眼流泪有胀感。我为他做了颈椎触诊检查，发现他的第 2 颈椎向右偏凸，右乳突茎突下有索状硬结。接着拍了 X 光片，根据开口片我们确诊是枕寰关节错位、寰枢关节半脱位。后来，我用正脊手法先给他纠正错位，然后配合点穴，治疗 3 次头痛就不那么明显了，5 次后症状基本消失，到现在也没有复发。

有人可能会问，平时发生这种头痛了，来不及做正脊治疗怎么办？有没有简单的方法可以救救急呢？如果头痛是跳痛、灼痛，可练习刁氏脊椎保健操的第一、二、三节（详见本书第 7 章），并配合点揉头维穴。

头维穴是足阳明胃经上的穴位，它位于我们的头侧部，额角发际上 0.5 寸，头正中线旁 4.5 寸。取穴时，一般采用正坐或仰靠、仰卧的姿势，头维穴就在头侧部发际里，位于发际点向上一指宽，嘴动时肌肉也会动的地方。

单侧、双侧头痛及枕部麻痛的缓解妙方

当 C2－C4 椎间关节错位时，会引起颅外性头痛（西医称神经源性头痛或神经衰弱）。因为 C1－C4 发出的神经所组成的神经丛，分布在枕部、耳区的皮肤；枕大神经及第 3 枕神经分布在颈肌深层及枕部皮肤。

有一位王女士，31 岁，她说自己的整个头都痛，大约有半个月的时间了。平时头枕部麻木，有胀痛感，偶尔还有双肩酸沉、头昏的症状。当时，我们为她做了颈椎诊查，发现她的头颈活动受限，C3、C5 右凸，C4 左凸，椎旁压痛。拍了 X 光侧位片和 45 度斜位片，诊断为颈椎曲度变直，椎间孔变窄。还是采用正脊复位，再配合点穴疗法，给她治疗了 5 次，症状基本消失了。

像这种情况，平时如何保健呢？可练习刁氏脊椎保健

操的第一、二、三节（详见本书第 7 章）。平时多点揉头维穴，并配足临泣穴。

足临泣穴是足少阳胆经上的要穴，在我们脚背的外侧，第 4 趾、第 5 趾跖骨的夹缝中。

前头痛的缓解妙方

前头痛包括眼眶肌、前额痛。出现这种情况，是因为枕寰关节、寰枢关节错位及 C2－C4 椎间关节错位所引起的。

我们的眼眶、前额是由三叉神经负责管理的，三叉神经的脊髓束位于 C2 上，由于 C1－C4 关节错位刺激了三叉神经脊髓束，才会出现剧烈的头痛，特别难以忍受。像这种情况，除了正脊复位外，平时可多练习刁氏脊椎保健操的第一、二、三节（详见本书第 7 章），多点揉头维穴。

后头痛的缓解妙方

有一位来自加拿大的张姓小男孩，才 8 岁，平时感觉后头痛、眼痒、鼻塞、流鼻涕、打喷嚏。了解病史，孩子以前被石头撞击过颈椎部。我们给他做了颈椎检查，根据 X 光片确诊为寰枢关节半脱位。我们给他进行手法正脊复位、点穴治疗了 9 次，症状全部消失。

像这种情况，平日里要练习刁氏脊椎保健操的第一、二、三节（详见本书第 7 章），并点揉足临泣穴、风池穴、风府穴，效果不错。

最后，我要提醒大家注意，颈椎病引起的头痛、偏头痛虽然有很多，但并不表示所有的头痛都能从颈椎来治。在各种头痛中，有些头痛的背后可能隐藏着其他可怕的病症。如果感觉自己的头部剧痛，并时有呕吐这样的症状发生时，即使最终控制下来，也可能隐藏着蛛网膜下腔出血、脑肿瘤等病症。这时需要尽早到医院做详细的检查，以防有生命危险。

找到了病因，眩晕便可不药而愈

很多颈椎病患者都有眩晕的症状，主要表现为头晕、耳鸣、恶心，甚至耳聋、眼花、看不清楚东西。最主要的特点是有恶心甚至呕吐，面色苍白，有时候浑身出汗，连路都不能走，需要人搀扶。

眩晕有的是因为血压比较低，脑供血不足，甚至还会昏倒。比如，在1996年亚特兰大奥运会上，我国著名的射击选手王义夫昏倒在赛场，就是这个原因所致。

80％的眩晕与颈椎椎间关节错位有关

眩晕是怎么发生的呢？我认为，除去脑神经畸形等先天因素或外伤引起的器质性病变外，大约有80％的眩晕与颈椎椎间关节错位有关。

我们知道，椎动脉是人体的一条重要"管道"，它穿过颈椎通向大脑，负责脑部的血液输送。而颈椎发生任何错位、增生等问题，都可能伤及或影响这根供血"管道"，进而影响脑部供血。眩晕就是由于枕寰椎、寰枢椎椎间关节错位压迫了椎动脉第 3 段，致使脑基底动脉供血、供氧不足所致，此时脑干、小脑、间脑、大脑均缺氧、缺血，迷路动脉、内听动脉也缺血、缺氧，造成耳内神经紊乱而出现耳鸣、耳聋；同时因压迫颈上交感神经引起脑内血管痉挛，更加剧了脑缺血状态，所以出现眩晕等症状。

近年来以眩晕症状为主诉的患者越来越多，包括年轻人、中老年人等各个年龄阶段的人群。文职、行政、医疗、计算机等行业的从业人员发病率较高，而且多见于女性朋友。

中医刁氏技法巧治眩晕

眩晕可以说没有理想的药物可治，外科手术治疗也很不理想。中医也曾经研究过，并且说凡是眩晕都属于虚证。用中药的时候有的效果很好，有的反而加重，也不算成功。

但是，在中医刁氏理论中，我们对眩晕的研究结果是：对于确诊是由于枕寰关节或寰枢关节错位导致的眩晕，治愈率 83%，有效率 96%。怎么治的呢？那就是采用"中医刁氏脊椎关节五点一线手法复位术"，针对错位的椎间关节进行手法复位。随着错位的椎间关节复正，其相对应的组织器官达到相对平衡，眩晕等症状自然就会缓解、消除。

这里，我给大家举两个例子。北京一家医院的药房主任于女士，40多岁。有一天，她在家里突然间感觉天旋地转，不能行走。她的家人搀扶她来到我们医院，我们给她拍了X光片，结果是寰枢关节半脱位。在这种情况下，我立即给她进行了治疗，用了不到1分钟的时间，她的眩晕、恶心就停止了，自己也可以走路了，第二天也没有复发。因为她是医院的主任，她们医院的院长和同事都很关心她，建议她再拍个片子，对照一下，结果一对照寰枢关节错位消失了。

还有一个病例。广州有一个姓何的女老板，有一天早晨起来感觉天旋地转，动弹不得，马上住进了医院，医院诊断为梅尼埃病。当时我正在广州出差，患者家属请我会诊，征得院方同意给她进行了正脊复位，不到两分钟的时间，她就不晕了。我建议她可以出院了，医院还有点不放心，再拍片，枕寰枢关节已恢复正常了。

说到这里，可能又有人持怀疑态度了："您的正脊复位有这么厉害吗？您是不是在给自己做广告呢？"我说的可是事实，临床上有数万个成功的案例呢。而且我也不需要做广告，因为每天找我治病的人太多了，没有这个必要。我的目的就是想普及刁氏脊椎保健，让更多的老百姓从疾病的痛苦中解脱出来。

哪些方法预防眩晕最有效

眩晕能治，自然也能防。平时我们如何预防眩晕呢？多练习刁氏脊椎保健操的第一、二、三节（详见本书第 7 章）。另可取足临泣穴、外关穴，每天进行点揉，天天坚持。

外关穴是手少阳三焦经上的经穴，取这个穴位，最好是坐或仰卧，此穴在前臂的背侧，手腕横皱纹向上 3 指宽处，与正面的内关穴相对。

脑震荡后遗症其实是颈椎震荡后遗症

大家都知道，我们的脑袋是很脆弱的，在遭受外力打击后，很容易发生短暂的脑功能障碍。两个人打架了，很容易就打成脑震荡。还有，头部受外力碰撞啦、摔倒头触地啦，这些都很容易伤及脑部，出现脑震荡。

很多人因外伤伤了头部，在临床治愈后，还会反复出现眩晕、头痛、恶心、呕吐、失眠或嗜睡、耳鸣、视力模糊等症状。通常医生只认为患者脑部受了震荡，按脑震荡进行治疗，但是有些脑震荡患者进行颅脑 CT、核磁共振检查，并没有发现器质性病变。由于医生从脑震荡角度查不出什么病因，于是就给患者的临床状态命名为"脑震荡后遗症"。

其实，这是一个误诊。我们认为，这种情况是椎间关节错位所致。如果没有脑损伤的器质性病变，应该改为"颈椎震荡后遗症"才更贴切。为什么这样说呢？在外伤导致脑震荡的同时，颈椎也因外伤受到扭闪，造成椎间关节错位和软组织损伤。由于颅骨有完整的保护减震作用，一般的外伤不容易造成脑损伤，却很容易伤及颈椎椎间关节。当伤及颈椎椎间关节，就会出现眩晕、头痛、恶心、呕吐这些症状。

因此，在这里我建议大家，凡是脑部 CT 扫描正常的外伤性脑震荡患者，都应考虑是否损伤了颈椎。

那么，遇到这种情况我们平时如何为自己做保健，以使头部更好地痊愈呢？可练习刁氏脊椎保健操的第一、二、三节（详见本书第 7 章）。

另外可按具体症状选穴，配合推拿或点穴治疗。如果有头痛，可多点揉足临泣穴、头维穴、风池穴、风府穴；如果有眩晕，可点揉足临泣穴、外关穴；如果出现了恶心、呕吐的症状，可点揉内关穴。内关穴是手厥阴心包经上的要穴，此穴在我们前臂的掌侧，在近手腕横纹的中央，往上约 3 指宽。

最后，还有一点要提醒大家，只要头部受了外伤，可以说没有不伤及脊椎的病例。虽然暂时无病痛，但可潜伏很久再发病。因此，头部受了外伤，一定要做专业的颈椎检查。

病在眼睛，根儿却在颈椎

以前，很多医生在诊治眼病时并没有考虑到有些眼病与颈椎病有关，"头痛医头，脚痛医脚"，结果越治越不好，即使治好了也会复发，没有从根本上解决问题。这就好像养花一样，要让它枝繁叶茂，先得将它的根养好。

很多眼病的根源在于颈椎

事实上，很多眼病的根源在于颈椎，这一点早就被国内外医学专家所认可。颈椎有问题是会影响视力的，不仅可以造成近视、复视、斜视、眼花、眼痛、眼干、眼胀、眨眼、黑闪光，还会造成视物不清（脑干缺血症状）、视力模糊、视物疲劳、视力下降、怕光流泪、视物转动、不爱睁眼、眼睑跳动、眼球震颤、眼睑下垂、瞳孔散大、青光眼、幻视及一过性失明等多种病症。

为什么颈椎有问题会影响眼睛呢？这主要是因为颈交感神经和窦椎神经受压迫、受刺激后，对眼功能的调节功能下降所致。

C1－C2、C7－T1椎间关节错位时，关节突有偏移，椎骨四周韧带、横突前方斜角肌紧张，有索状物，直接压迫颈上交感神经节和星状神经节，就会造成视力下降，模糊不清，复视等。

如果枕寰关节错位压迫椎动脉第3段，或出现局部软组织紧张，而造成脑基底动脉、脑干供血不足，血液循环受阻损害了视中枢，则会出现眼睛发胀、近视、青光眼（眼压高）等病症。

椎动脉穿行于各个颈椎横突孔内，两侧椎动脉进入颅腔后又在延脑与桥脑交界处合并成基底动脉。椎动脉及其分支供血以营养上段脊髓、延髓和小脑。基底动脉及其分支供血以营养小脑、脑干、内耳、脑桥、枕叶及颞叶的一部分。椎－基底动脉及其分支缺血会影响脑干内与视觉有关的脑神经核以及枕叶的视觉中枢，引起复视、闪光、暗点、视野缺损、幻视，以及突然弱视或一过性失明等。

颈上交感神经节分出的节后纤维的位置在 C1－C4 横突的前方，布控在眼部和颈动脉丛，负责调节眼循环和瞳孔扩大肌、眼睑肌。当上颈椎椎间关节错位时，横突偏移，势必牵扯刺激颈上交感神经节，而发生眼部病症；颈段脊髓中的三叉神经脊髓束往往由于枕寰枢关节错位受牵扯而引起眼周围神经痛、前额痛，视觉中枢及相关脑神经也会因椎－基底动脉供血不足而失调；若是颈动脉丛受到刺激则会造成眼部血液循环功能障碍而发生视网膜病症。

保健操配穴位，还君一双明珠

有一个姓刘的女学生，17 岁，近视两年多了，一眼视力 0.2，一眼视力 0.4。她配镜后不久，视力又有所下降，而且有头胀、颈酸痛的感觉，去了几家医院也没有查出什么毛病。后经人介绍来到我们这里。经论症归椎诊断为：

C2 关节右凸，C6—C7 关节右凸，C1 右、C2 左、C6 右椎旁压痛，有摩擦音。我给她进行正脊复位，治疗了 5 次后，头胀等状态消失了；又进行了 10 次后，左眼的视力恢复到 0.6，右眼的视力恢复到 0.9。后来，一共治疗了 30 次，平时坚持练习刁氏脊椎保健操第一、二、三节。慢慢地，她的双眼视力恢复到 1.2，连眼镜都摘掉了。

由颈椎错位导致的眼睛问题，除了坚持练习刁氏脊椎保健操外，还要多点揉光明穴、大骨空穴、肝俞穴。

光明穴是足少阳胆经上的穴位，在小腿的外侧，外踝尖上 5 寸，腓骨前缘。大骨空穴属于经外奇穴，在拇指第 2 关节指背弯曲正中凹陷处。肝俞穴是足太阳膀胱经上的穴位，在背部，第 9 胸椎棘突下，旁开 1.5 寸处。

当我们视力下降却找不到病因的时候，就应该考虑考虑是不是颈椎出了问题。眼病从颈椎论治，有时是能收到良效的。

颈椎不适引起呃逆可以这样治

什么是呃逆？就是我们平时说的打嗝。它是膈肌不自主阵发性痉挛所致，是一种常见的生理现象。打嗝时，人的喉间会不断地发声，声音急而短促。

中医认为，胃以降为顺，胃气不降反升，胃气上逆，这时人就会出现恶心、呕吐、呃逆等症状。

呃逆和我们平时所说的打饱嗝还不一样。打饱嗝又叫嗳气，一些消化功能不好的人常在吃完饭后打饱嗝。打饱嗝发出的声音长而缓。

导致呃逆的原因有很多，但是很多人想不到的是，颈椎不适也会引起呃逆。因为膈神经位于 C3－C5 椎间关节部位，如果 C3－C5 椎间关节错位，压迫了膈神经，就会引起连续反复的呃逆，有时还会伴有呕吐、上腹痛，不管是白天还是晚上都会发作。

我在门诊中也遇到过很多这种情况。有一位刘女士，37 岁，她说自己最近两年经常打嗝，且伴有呕吐、上腹痛，白天晚上都会发作，到医院诊断的结果是癔病性呃逆，多次治疗也没有什么明显的效果。我们对其椎体进行检查，发现 C3－C4 椎间关节错位，X 光片也显示错位征象。我给她进行了正脊复位，复位后 2 小时，呃逆就停了。又连续治疗了 10 次，一切症状消失，到现在也没有复发。

如果经常打嗝，平时可多练习刁氏脊椎保健操的第一、二、四节（详见本书第 7 章）；并多点揉内关穴、外关穴。

内关穴是心包经上的络穴。什么是络穴？络穴就是联通表里两经的穴位，是表里两经经气相通的部位。心包经与三焦经相表里，通过内关穴来联通。而外关穴属于三焦经上的穴位，三焦经的作用为全身气化。内关穴又是八脉交会穴之一，循行于上胸膈，凡是胃、心、胸的病都可取它来治。

因此，我们点揉内关穴和外关穴，可以解除膈肌痉挛、宽胸顺气，以达到缓解呃逆的目的。打嗝的时候，可用手的中指和拇指分别放在对侧的外关穴和内关穴上，用力按压 1 分钟左右，双手交替进行。

手到病自除——动动手血压就降低了

什么是血压？血压就是血管内的血液对于单位面积血管壁的侧压力。也许很多人不理解这个解释，我们拿个生活中常见的现象打个比方来说明一下。如果把血液比作河水，那么血管壁就相当于河道，当河水不停地冲击河道时就会产生一定的压力。同样，当血液在血管中不停地流动时也产生一定的压力，对血管壁的侧压力，我们就管它叫血压。

正常的血压是血液循环流动的前提，血压在诸多因素的调节下保持正常，从而提供各组织器官足够的血量，以维持正常的新陈代谢。血压过低或过高时都会对身体造成不良的影响。

很多人可能不理解，颈椎问题也与血压有关吗？是的，颈椎不适也会引起血压升高。什么才算是高血压呢？

一般来说，静息状态下，收缩压等于或高于 140 毫米汞柱，舒张压等于或高于 90 毫米汞柱，其中只要有一项经过核实，就可以认为是高血压。

由颈椎问题导致的血压升高原因何在呢？C1－C4 椎间关节错位时，会引起副交感神经节后纤维兴奋，导致脑血管痉挛，久之则会使脑血管舒缩功能失衡，继而发展为全身性小动脉痉挛，使血压持续升高。

另外，颈动脉窦位置在 C6 横突前方，因 C6 椎间关节错位，横突前方肌肉紧张引起斜角肌、筋膜紧张，均会牵扯刺激到颈动脉窦效应器部位，也会使血压发生波动，有时血压会突然升高或下降。常伴有头痛、眩晕、颈部僵痛、肩背沉重等症状。

有一位郑女士，45 岁，在一家国企当副总经理。一直以来她自认为身体很好，可是最近她却总是感觉头痛、头晕、耳鸣，到医院一检查发现血压达到了 160/95 毫米汞柱。于是她四处寻医问药，可是折腾了很长时间，也不见效果。郑女士有点疑惑了，平时自己的饮食也挺规律的，家人也没有高血压遗传史，怎么自己的血压就是控制不住呢？后经人介绍，她来到我们这里，拍 X 光片发现是她的枕寰椎错位所致。问题终于找到了，是颈椎惹的祸。后来，我用正脊复位纠正了错位的颈椎，她的耳鸣症状逐步减轻，连续治了 10 次，血压也恢复了正常，原有的不适症状全都消失了。

血压容易升高的人平时可多练习刁氏脊椎保健操的第一、二、三、四节（详见本书第 7 章）。穴位方面，可点揉神门穴，配阳交穴。

神门穴是手少阴心经上的穴位。它在第一道腕横纹和手臂内侧肌腱的交叉处，午时点压可以安神补脑，降低血压。为什么一定要在午时呢？因为根据子午流注学说，午时（即上午 11 点至下午 1 点）是气血流注于心经的时间，这个时候点按心经上的神门穴效果最好。

阳交穴是足少阳胆经上的穴位，它在小腿的外侧，外踝尖上 7 寸，腓骨后缘。

五十肩、网球肘、腕腱鞘囊肿及手指麻木的通治方

五十肩就是西医里说的肩周炎，中医里是不讲"炎"的，中医里管它叫漏肩风、五十肩等。之所以说是"五十肩"，是因为这种病以中老年人为主要发病人群。

网球肘是指手肘外侧肌腱疼痛，因为网球运动员最容易得这个病，所以就叫网球肘。

腕腱鞘囊肿是发生在手腕关节部腱鞘内的囊性肿物。多发生在手腕的背侧，也有少数人在掌侧，在青年女性中比较常见。

手指麻木也是比较常见的症状。手指不觉痛痒，麻木不舒服。五十肩、网球肘、腕腱鞘囊肿及手指麻木，在西医上各有各的治法。但我认为这些问题在中医里都属于一个范畴，问题都是出在颈椎上。因此治疗上我们不用去碰肩周、手肘、手指等，而是去调正颈椎椎间关节就可以了。

五十肩、网球肘、腕腱鞘囊肿及手指麻木是因为 C5－T1 椎间关节错位所致，最常出现的症状是肩痛、肩胛活动受限、手指麻木。具体表现为单肩或双肩活动受限、卧床时剧痛，上臂放射痛，如刀割样或撕裂样痛；时有肘痛，腕部腱鞘肿胀；时有全手麻，拇指、食指麻，中指、无名指、小指麻，也有仅无名指、小指麻者。对于这些问题，我们只要找到错位的颈椎，并进行正脊复位就可解决了。我们接诊过一位韩姓患者，男，48 岁。半年以来，他总是感觉两肩活动受限，肩膀疼痛，尤其是躺在床上会加重，也找不到什么诱因，晚上根本睡不好觉；上臂也呈放射性疼痛，就好像刀割一样。我们对其进行触诊检查，发现 C4－C6 棘突、横突旁有压痛，中后斜角肌紧张，呈索状硬结，双肩关节广泛性压痛，三角肌轻度萎缩，颈左右侧屈受限。进行刁氏标准 X 光检查，颈椎 45 度双斜位片可见 C5－C6 椎间孔变形变小，C6－C7 椎间孔变小，C6－C7 仰式错位，上关节突伸向椎间孔。后来我们用手法正脊复位，当天晚上他就能入睡了，治疗 4 次后就能洗脸吃饭了。经 30 次治疗，他的病就完全好了。

像这些问题平时如何保健呢？很简单，因为这些病都是 C5－T1 椎间关节错位所致，因此我们只要对症进行调养就可以了。平时要坚持练习刁氏脊椎保健操的第一、二、四节，再配合点揉穴位，会取得很好的疗效。

腕腱鞘囊肿以及拇指、食指痛麻

腕腱鞘囊肿以及拇指、食指痛麻多是 C5－C6 椎间关节错位所致。我们认为，C5－C6 发出的神经相当于中医里的手太阴肺经、手阳明大肠经。肺经是通到拇指的，而大肠经是通到食指的。因此，出现了拇指、食指痛麻，我们可以点手太阴肺经和手阳明大肠经上的穴位。

点揉哪个穴位好呢？肺经上可点尺泽穴，大肠经上可点曲池穴，并配 C5－C6 处的夹脊穴。尺泽穴位于手臂肘部，在肘横纹中，肱二头肌肌腱桡侧凹陷处。

网球肘导致的肘尖痛

网球肘导致的肘尖痛多是 C6－T1 椎间关节错位压迫了脊神经根所致，这时我们可以点揉曲池穴，并配 C5－C7 处的夹脊穴。曲池穴在我们手肘弯曲的那个窝里，点揉这里可缓解肘尖痛。

中指、无名指、小指麻痛

中指、无名指、小指麻痛多是 C6－T1 椎间关节错位所致。我们认为，C6－C7 发出的神经相当于中医里的手厥阴心包经、手少阳三焦经；C7－T1 发出的神经相当于中医里的手少阴心经、手太阳小肠经。因此，出现了中指、无名指、小指麻痛，我们可以取这几条经上的穴位来治。

我们可点揉天井穴和小海穴，并配 C6－C7 处的夹脊穴。天井穴是手少阳三焦经的穴位，在臂外侧，屈肘时，肘尖直上 1 寸凹陷处。小海穴是手太阳小肠经上的穴位，在肘内侧，尺骨鹰嘴与肱骨内上髁之间的凹陷处，屈肘可取穴。

肩周疼痛

肩周疼痛多是 C5－C7 椎间关节错位所致，这时我们要点揉曲池穴、小海穴、天井穴，并配 C5－C7 处的夹脊穴。

让手指不发冷——手指厥冷症的调养法

很多年轻的女性朋友，常在天气寒冷或情绪激动等刺激下，出现手指苍白、青紫，手指、掌部冷凉、麻木、知觉迟钝，几分钟后变为潮红（变暖的时候会有灼刺痛感）等症状。这就是中医所说的手指厥冷症，属于前面说的手指麻木范畴。这种情况多在农村 20～30 岁的女性中常见。

手指厥冷症在西医里叫雷诺综合征，是由于支配周围血管的交感神经功能紊乱，引起肢端小动脉痉挛，而导致手部皮肤颜色改变的一系列综合征。

我们认为，本病是 C7－T1 椎间关节错位，刺激了相应的副交感神经所致。由于副交感神经兴奋会引起上肢末梢血管收缩，才导致了手指出现"苍白→青紫→冷凉→潮红"的过程。

平日要预防这种病，可多练习刁氏脊椎保健操的第二、四节（详见本书第 7 章），还可以点揉少海穴、小海穴，并配 C7－T1 处的夹脊穴。少海穴是手少阴心经上的穴位，取此穴时，屈肘，肘横纹内侧端与肱骨内上髁连线的中点处即是。

生活里，要做到避免寒冷刺激和情绪激动；不要吸烟，少喝酒；明显职业原因所致的人（如长期使用震动性工具、低温下作业）最好能改换工种。

颈椎椎间关节自我保健一览表

序号	颈椎节段名称	常见问题	自我保健方法
1	C0－C1	眩晕、耳鸣、梅尼埃病、高血压、头痛、头后部麻木、近视、视力模糊、失眠、嗜睡、癫痫、脑震荡后遗症	1. 练习刁氏脊椎保健操的第一、二、三节；高血压的人可加练第四节 2. 点揉外关穴、神门穴、阳交穴、头维穴、足临泣穴、风池穴、风府穴、内关穴 3. 点揉相应的夹脊穴

（续表）

序号	颈椎节段名称	常见问题	自我保健方法
2	C1－C2	眩晕、头痛、头后部麻木、视力模糊、近视、耳鸣、耳聋、癫痫、脑震荡后遗症等	1. 练习刁氏脊椎保健操的第一、二、三节 2. 点揉外关穴、头维穴、足临泣穴、风池穴、风府穴、光明穴、大骨空穴、肝俞穴 3. 点揉相应的夹脊穴
3	C2－C3	头昏、偏头痛、心动过速、三叉神经痛、面瘫、心房颤动等	1. 练习刁氏脊椎保健操的第一、二、三节 2. 点揉头维穴、足临泣穴、风池穴、风府穴、光明穴、大骨空穴、肝俞穴 3. 点揉相应的夹脊穴
4	C3－C4	头昏、偏头痛、牙痛、三叉神经痛、面瘫、吞咽不适等	1. 练习刁氏脊椎保健操的第一、二、三节 2. 点揉头维穴、足临泣穴、风池穴、风府穴 3. 点揉相应的夹脊穴
5	C4－C5	咽喉痛、呃逆、声音嘶哑、落枕、全手麻木等	1. 练习刁氏脊椎保健操的第一、二、三节 2. 点揉头维穴、内关穴、外关穴 3. 点揉相应的夹脊穴
6	C5－C6	心动过缓、肩臂痛、肩胛内外缘痛、腱鞘肿痛，上肢桡侧及拇指、食指痛麻胀等	1. 练习刁氏脊椎保健操的第一、二、四节 2. 点揉尺泽穴、曲池穴、天井穴、小海穴 3. 点揉相应的夹脊穴

（续表）

序号	颈椎节段名称	常见问题	自我保健方法
7	C6－C7	血压波动、哮喘、肩臂痛、肩胛内外缘痛、网球肘，上肢尺侧第 3、4、5 指麻痛等	1. 练习刁氏脊椎保健操的第一、二、四节 2. 点揉足临泣穴、内关穴、外关穴 3. 点揉相应的夹脊穴
8	C7－T1	咳喘、胸闷气短、多汗，上肢尺侧及第 4、5 指痛麻胀，手部皮肤青紫厥冷等	1. 练习刁氏脊椎保健操的第一、二、四节 2. 点揉曲池穴、小海穴、天井穴、少海穴 3. 点揉相应的夹脊穴

第 3 章　养好胸椎，重塑自我

与活泼好动的颈椎相比，胸椎活动量相对要小得多，它更像是一个比较老实的、不爱运动的孩子。胸椎的任务是很艰巨的，因为它关系着我们心、肺、肝、胆、脾、胰、胃等内脏器官的运作。如果胸椎的椎间盘退化变质、椎间隙变窄、椎间关节突过长、椎间关节错位、椎间孔变小，刺激了与脏腑相关的脊神经等，就会出现一系列的症状。因此，养护好胸椎也是每个人都应做好的保健工作。

奇妙无比！走进身体的"胸椎博物馆"

胸椎作为脊椎不可缺少的一部分，构成了我们身体的力学支柱。它上面连着颈椎，下面连结腰椎，也是躯干骨骼的重要体表标志。下面让我们一起走进"胸椎博物馆"，了解一下胸椎的结构。

胸椎的结构是什么样的

胸椎是由 12 块椎骨组成的。从人体解剖学来看，典型的胸椎椎骨都有椎体、椎弓和突起，椎骨自上而下（即 T1 至 T12）逐渐增大。在椎体的后面有棘突，侧面有横突，上下各有两个关节突。在椎体侧面后部近椎体上缘和下缘处，各有一个半球形肋凹，与肋骨形成肋头关节。

胸椎的椎体呈心形，长、宽介于颈椎和腰椎之间。椎体左侧扁平与降主动脉有关系。胸椎的椎孔是圆形的，比颈椎和腰椎的椎孔小，还没有我们的食指粗。

胸椎上关节突关节面呈卵圆形，冠状位，下关节突为椎板下缘的突起，其关节面朝向与上关节面相反，上、下关节突构成关节突关节。胸椎棘突较长，截面像一个三角形，棘突伸向后方，并依次相掩，呈叠瓦状，一片压一片。上面 4 个胸椎的棘突就像刀片一样，朝向后，与水平面成 40 度；中段 8 个胸椎的棘突更长，朝向下，与水平面成 60 度。

向后的胸椎曲度

我们知道，脊椎有 4 个生理弯曲，即颈椎前凸、胸椎后凸、腰椎前凸、骶椎后凸。只有这四个生理弯曲相互配合、联合运作，不出现问题，我们的身体才能灵活自如地运行。

胸椎的自然曲度是向后的。胸椎本身虽然不像腰椎或颈椎那样容易出现力学紊乱问题，但在很多情况下，由于脊椎节节相关的特性，很容易产生继发于颈椎或腰椎疾病的胸椎椎间关节错位。同样，胸廓形态和运动的异常也会对胸椎产生一些影响。

此外，位于相对活动和相对固定的不同脊椎区域的交界处也是容易受损伤的因素，比如颈椎、胸椎结合处和胸椎、腰椎结合处。

胸椎有时会因为发育不良或损伤出现椎体及附属结构的畸形，使得胸廓变形。比如驼背、脊柱侧弯，这些都是比较常见的脊椎力学问题。但是大家也不必担心，一般小于 10 度的侧弯是不会对我们的身体造成太大影响的；大于 10 度，小于 40 度的侧弯，如果年纪尚轻的朋友可进行必要的矫正或保守治疗，中老年朋友则不需要太多的调整和治疗；大于 40 度的脊椎侧弯则需要进行手术治疗，要不然会影响胸腔器官和正常发育。

胸神经和脊椎的胸段

脊髓从胸椎下方的椎间孔内伸出 12 对胸神经，各自分为前支和后支。另外，胸神经都含有交感神经、副交感神经的成分。

为了方便研究，我们把 T1 下关节到 T10 上关节归为脊椎的胸段，把 T10 下关节到 T12 归为脊椎的腰段。因此，本章主要以研究 T1 下关节到 T10 上关节为主。

胸椎是脏腑的依靠，保护胸椎就是保护脏腑

胸椎连接着肋骨，所以与其他椎体相比，它比较稳定而且活动量也很少，略有屈伸及旋转活动，这样有利于保护心肺等脏腑器官。

从形态结构来看，胸椎是构成胸腔的主要部分，它凭

借关节囊、周围韧带及肌肉等软组织的紧密结合与肋骨共同形成了较为稳定的状态，使人不容易受伤害。

我们知道，心、肺等脏器都在胸腔，胸腔不仅可以防御外界的侵扰，还可以为这些脏器提供宽敞的工作空间。其中，心脏无论在结构还是功能上都处于最核心的地位，中医认为心是君主之官，是身体"王国"的主宰，必须得到最周密的保护。而一旦胸椎出现问题，心就会受到邪气的干扰，我们的生命就会有危险，身体这个"王国"就会接近于崩溃了。

提到胸椎的重要性，让我想起这样一位患者。她是一位女性朋友，50多岁，早年离婚，没有再婚，就自己一个人照顾子女。如今，儿女都长大成人了，自己的心脏却落下了一堆毛病。儿女为她四处求医问药，针没少打，药也没少吃，还是没有彻底解决她的"心病"。尤其到了中年以后，她的驼背越来越明显了，"心病"也更重了。

后来，她的儿女带着她找到我们这里。经过触诊、拍片后，我找到答案了。原来问题在她的驼背上，她的驼背让整个胸椎连同颈椎一同扭曲了，以致压迫到胸椎处的交感神经，严重影响了心脏的律动和血液的循环。我为其进行正脊复位一段时间后，她的驼背有所好转，"心病"也得到了有效的改善。

为什么胸椎处的交感神经受压迫会影响我们的脏腑

呢？这是因为胸椎处的交感神经主要是调节内脏活动的，就好像社区的片警一样，各管一块儿，分别主管着相应脏腑的功能。因此，胸椎发生错位就可能影响相应内脏的功能。这就好像迅速便利的地铁系统，一旦某个站点出了问题，就会误点而影响乘客的正常行程。

胸椎就是我们脏腑的依靠，保护胸椎其实就是在保护我们的脏腑。

最好的医生是自己——自己来判断胸椎是否健康

很多人问我："老师，胸椎这么重要，那么我怎么知道自己的胸椎是否健康呢?"我们前面说过，胸椎一旦发生错位，就会压迫到胸神经，这些神经主要调节相应脏腑的活动，一旦胸椎出问题了，就会表现出相应的症状。反之，我们可以通过这些症状来判断胸椎是否健康。

胸神经负责着胸腔和腹腔脏器的活动。其中，T1 至 T4 负责心脏、肺脏，特别是 T1、T2 与心脏神经丛有非常密切的关系。如果此段神经受到刺激，将造成心房颤动、早搏、胸闷、气短、呼吸困难、冠心病、心律失常、肺及支气管病、乳腺增生等疾病。

T5 至 T8 主要控制腹腔脏器，负责肝、胆、胃、脾、胰、十二指肠及小肠等器官。如果这一段神经受到了压迫，就会引起肝胆病、胃痛、胃及十二指肠溃疡、糖尿病、消化不良、腹泻等疾病。

T9、T10 主要控制肾，如果这段神经出问题就会导致肾功能失调，出现尿血、尿浊、尿不畅、浮肿、浑身无力等病症。我们若是借助于"中医刁氏脊椎病症状归椎自我诊断图"，则会一目了然。

我们在遇到图中这些问题时，排除了其他病理原因后仍不能找到根源的，就应该考虑考虑胸椎了。一般来说，症状轻微的我们可以通过脊椎保健操以及改变坐姿、睡姿的方式来自行调节胸椎的受力状况；如果症状严重的，一定要及时去医院检查。

寻根找源！人为什么会得胸椎疾病

胸椎的错位与整个内脏功能及全身健康状况有极密切的关系。胸椎错位，刺激到了胸神经，使得相应脏腑出现了相应的病症。那为什么我们的胸椎会发生错位呢？

胸椎错位的两大主因

首先，年龄的增长和代谢功能亢进与减退是胸椎错位的基础因素。我们前面提到过"3 个 100％"，随着年龄增长胸椎间盘退化变质，胸椎椎间隙变窄，胸椎的上关节突变长，并伸向椎间孔，胸椎椎间孔变小，刺激胸神经，进而发生相应病变。患有胸椎病的人，大部分都有过损伤或受凉的病史，还有外伤病史，手术后复发或术后后遗症等。

此外，不良生活习惯和工作方式是诱发胸椎错位的另一重要因素。长时间半卧的姿势是导致胸椎病的元凶，比如半卧着看电视、看书等。经常用一只手提重的东西也会使胸椎发生变形。长时间伏案工作、学习、娱乐也会让胸椎受伤，比如网友、打字员、教师、学生等都是胸椎病的高发人群。长时间睡太软的床以及不良的睡眠姿势都有可能引发胸椎错位，引起胸椎疾病。还有一些特殊姿势的重体力劳动者，比如矿工、装卸工、司机等，因长时间使用上肢和弯腰驼背，容易造成胸椎椎间关节错位，引发胸椎疾病。

从哪些方面来预防胸椎病的发生

很多人一旦生病了，通常会把所有的希望都寄托在医生的身上，期待医生能够妙手回春。他们却忽略了一个最基本的事实，那就是自己的健康问题是由自己一手造成的！生病的根源在于自己不良的生活习惯。所以，最应该做的是改变生活习惯而不是症状！

平时多练习刁氏脊椎保健操第五、六节（详见本书第7章），以预防和矫正胸椎椎间关节错位。

保持正确的工作和学习姿势。经常坐着工作和学习的人，要保持胸椎处于自然的生理性背弓的正直位；经常骑自行车的人，要避免骑人高车矮的车。

睡觉时要保持良好的睡眠姿势，以仰卧及左右侧卧轮换为宜。

多进行体育运动。平时多进行肌力平衡运动，如游泳、跑步、打太极拳、练气功等。

如果我们把颈椎比作一个调皮好动的孩子，那么胸椎更像是一个老实听话的好孩子。好孩子虽然很少给自己惹麻烦，但并不表示他不会惹麻烦，而且一旦惹麻烦就是大麻烦，因此还是应该从生活细节入手多多养护好胸椎。

床太软，让胸椎悄悄流眼泪

我们知道，颈椎不好与我们睡的床是有一定关系的。事实上，胸椎有问题有时也要从床铺上找原因。

去年，我在门诊中接到了这样一位老年女性患者。这位患者退休有一段时间了，本来身体好好的，突然有一天早晨起床后就感觉胸闷、头晕。此后这种情况经常发生，还出现了胸痛、心律失常等症状。于是她的家人就带她去医院做了检查。经过心电图、彩超等一系列检查后，医院给的结果是冠心病。

这位患者不相信自己会得冠心病，因为她一直没有感觉心脏方面有什么不舒服。于是她又去了几家医院求诊，都是同样的诊断。后来她开始服用扩张心脏冠状动脉的药物。服药期间，一些不舒服的症状虽有所减轻，但如果不吃药，就会感到胸闷，心怦怦跳，心里也很烦躁，有时她的脸会出现潮红。后来，她在别人的介绍下找到了我们这里求诊。

我们为她进行触诊检查，拍了 X 光片，结果发现是 T4－T5 椎间关节错位导致的典型的类似冠心病症状的"假冠心病"（西医称心脏神经症）。当胸椎的小关节发生错位时，就会使椎间孔变窄，当压迫到椎间孔内伸出的交感神经时，就会引起心律失常、胸痛、胸闷等症状。这和冠心病的症状差不多，所以很容易误诊为冠心病。

为什么会出现这样的情况呢？我们经过询问发现这位患者有长期睡软床的习惯。我想这可能就是病因所在了。如果睡的床过于柔软，身体的重心就会落在肩背和臀部，导致从胸椎到腰椎的部分不能着力，而人睡着后韧带、肌肉是很放松的，胸椎各关节失去了保护，这样我们在翻身时就很容易因脊椎受力不均而导致胸椎椎间关节错位。

因此，我们选择床铺时，还是应像颈椎病患者那样选择硬一点的床铺，然后在床上铺一个薄垫。这样既舒服，还有益于胸椎健康，可谓两全其美！

少坐沙发！胸腰椎变形者应牢记

一位姓李的先生给我来信说："刁老师，我现在还不到

40 岁，就感觉自己好像 50 岁似的，而且经常感觉后背僵硬，有时候睡觉时也是这样。多次求医都说是胸椎变形，是因为胸椎没有了弯度，支撑力度不够。为什么我会出现这种情况呢？平时应如何养护呢？"

可以说，李先生的问题是现在很多人存在的问题，很有代表性，因此我今天有必要跟大家谈谈这个问题。

久坐沙发会导致胸椎椎间关节错位

我们的胸椎是有一定曲度的，如果太直了，支撑力度肯定会变弱，就会出现后背僵硬等情况。为什么会变直呢？主要还是不良生活习惯造成的。

现代人工作忙、工作累，很少有人主动去运动；回到家后，要么坐在沙发上看书、看电视，要么就是上网、打游戏。在这里，我要特别说一下沙发的功与过。

现代人生活条件好了，几乎家家都有沙发。坐沙发是很舒服，可时间长了就会感觉腰酸背痛。有的人还经常拿沙发当床用，将扶手当枕头，结果睡长了就会出现颈、肩、腰、背酸痛。

经常坐沙发或躺在沙发上的人是很容易出现脊椎病变的，最常见的问题就是胸椎椎间关节错位。除了会有"假冠心病"的症状外，还会出现背部酸痛、紧痛，有时前胸部一侧还会出现酸紧痛，在转头、转身或者咳嗽的时候，疼痛都会明显加重。

经常坐或睡沙发对青少年朋友影响更大，因为青少年的骨骼正在发育中，比较柔软，有一定的可塑性，胸椎很容易变形。有人做过这样的统计，长期在沙发上睡眠的青少年，脊椎畸形的差不多达到了60%。这是一个很令人震惊的数字！

久坐沙发也会加剧腰痛

沙发很柔软，坐着很舒服，可也正因为柔软，我们身体重心的支撑点就欠稳定，常随沙发内弹簧的弹性晃动。这时我们就会时不时有意无意地挪动身体，以求得身体重心新的平衡与稳定。坐的时间久了，频繁的体位变动会使腰椎椎间关节很容易发生错位，进而导致腰部疲倦无力。

如果本身有腰腿痛，这时坐在沙发上就会觉得更难受。因为这类病人坐在沙发上时，由于身体重力的作用，容易使腰部过度前屈，难以保持脊椎正常的生理弧度。短时间尚可代偿，长时间腰部前屈，则会使背部肌肉、筋膜因持久牵伸而紧张，腰椎后凸，椎间隙宽窄不均，都可能使腰椎椎间关节错位加重。当刺激到了相应的脊神经根后，就会诱发或加重腰痛。

当然，不论是发生胸椎错位，还是腰椎错位，都应及时到脊椎专科医院进行诊断和正脊复位治疗。绝大多数情况下，这种病都能手到病除。

养成好习惯和选择好沙发都是必要的

针对这些情况，平时我们在工作累了的时候应多休息，最好在床上休息；如果是在公司，也尽量少坐沙发；累了就多活动活动身体，多做刁氏脊椎保健操的第五、六、七、八节（详见本书第 7 章）。

家里选择沙发最好也要以健康为前提。最好选择较硬一些的沙发，不要选那些太松软的，人瘫坐在里面，感觉虽然很放松，但对脊椎一点好处都没有。

选好了沙发，还要经常纠正坐姿。平时坐沙发时不要总是保持一个姿势，最好多换几个坐姿；必要时在背部和沙发靠背之间放置一个大小适中的较硬的枕头，尽量避免腰背屈曲或半坐卧在沙发内；也不要躺在沙发上看书，看电视等。

胃及十二指肠溃疡完全可以轻松治好

我们通常将胃溃疡和十二指肠溃疡合称为消化性溃疡。为什么这样说呢？这是因为胃溃疡和十二指肠溃疡的病因和临床症状有很多相似的地方，有时没法准确区分出是胃溃疡还是十二指肠溃疡，最后便称为消化性溃疡，或胃及十二指肠溃疡。

如果能明确溃疡在胃或十二指肠，便可以直接诊断为胃溃疡或十二指肠溃疡。一般来说，中老年人容易得胃溃疡，中青年更爱得十二指肠溃疡。

消化性溃疡是怎么发生的呢？现代医学认为，原本消化食物的胃酸（胃液中的盐酸）和胃蛋白酶（一种消化性蛋白酶）却反过来消化了自身的胃壁和十二指肠壁，损伤了黏膜组织，从而引发了胃及十二指肠溃疡。一般强调与饮食、七情、体质有关。事实上，还有其他原因也可以形成溃疡病，比如说胸椎椎间关节错位也会导致溃疡的发生。

中医讲究治病要治本，找到了生病的根源就要从根源下手治疗。有的病人问我，我胃疼你治疗我的脊椎干什么？我就给病人打比方，你的胃好比是一个灯泡，现在出了问题，钨丝没有断，灯泡还能用，但是我要给你追查呀，脊椎关节就好比是开关，问题出在这里，我就得从这儿给你治，这样才能从根本上治好。这个比喻不一定恰当，但是病人听懂了，明白了，就行了。

因此，对于那些经常服药但病情却一直不好的人，最好去脊椎专科检查一下，看看你的胸椎是否有问题。

为什么胸椎有问题会导致消化性溃疡呢？一般来说，消化性溃疡容易发生在 T5－T8 段。其中，T5－T7 椎间关节错位容易引发胃溃疡。该段发出的脊神经直接通到胃，包括交感神经和副交感神经。其中交感神经是抑制胃功能的，副交感神经是主管胃兴奋亢进的。两种自主神经受刺激后，或是胃痉挛，胃酸分泌增多；或是胃蠕动减弱，胃液分泌减少。都有一个从量变到质变的过程，首先出现了浅表性胃炎，久而久之形成了胃溃疡。最常见的症状有胃痛、反酸、不能入睡、呕吐、消化不良，经胃镜检查，可见溃疡面。另外，T7－T8 椎间关节错位，刺激了通往十二指肠的神经，就会导致十二指肠溃疡。

既然是胸椎错位了，那我们把它正过来，就可以治好这种病。我们只要针对 T5－T8 进行正脊复位，就可解除交感神经或副交感神经的压迫，溃疡的症状就会逐渐好转，直到痊愈。

有一位司先生，34 岁，6 年来经常胃痛、反酸、呕吐，有时晚上折腾得睡不着，中药、西药吃了一大堆，也没有什么明显的效果。来到我们这里后，用胃镜做了检查，发现胃幽门处有 1 平方厘米大的溃疡面。后经脊椎触诊及拍 X 光片检查，发现 T5－T7 棘突右偏凸、压痛，椎旁有索状物和结节，T5－T7 有错位征。于是我给他用手法正脊复位，配合脊椎推拿，治疗 10 次后，胃痛、呕吐、反酸等症状消失；继续治疗了 20 次，胃镜检查胃溃疡面消失。

6 年的溃疡病经过几次手法正脊治疗就轻松治好了，是不是感觉很神奇？事实上，这并没有什么。有病了要对症下药，这样才能显出奇效。他的病因在胸椎错位，我只是把他错位的胸椎复位了，病自然就好了。

对于轻度胃及十二指肠溃疡患者来说，平时可多练习刁氏脊椎保健操的第五、六节（详见本书第 7 章）。穴位按摩方面可取足三里穴，配胃俞穴、脾俞穴，以及 T5－T8 处的夹脊穴。足三里穴是足阳明胃经的合穴。什么是合穴呢？就是全身经脉流注会合的穴位。这个穴位是临床上最常用的穴位之一，有通调百病、强身健体的效果，尤其是肠胃方面的问题。"四总穴歌"中有"肚腹三里留"的歌诀，就是说凡是肚腹肠胃的问题都可取足三里穴来治。足三里穴在小腿外侧，膝眼下 3 寸两筋间。足三里穴对人体消化功能有双向调节作用，胃功能不论是衰弱还是亢进，如胃痉挛、胃痛、消化不良，点足三里穴都能起作用。胃俞穴和脾俞穴都是足太阳膀胱经的穴位。脾俞穴在背部，第 11 胸椎棘突下，旁开 1.5 寸处；胃俞穴在脾俞穴下面，第 12 胸椎棘突下，旁开 1.5 寸处。

功能性消化不良的胸椎解决方案

现代人因为不良饮食习惯、工作压力等，常出现腹部不适、疼痛，腹胀、腹泻等消化不良症状。以往在每年的春节前后，医院里都会挤满了消化不良患者。现在人们的生活水平越来越高了，因此消化不良的问题也越来越普遍了。

消化不良按病因分为器质性消化不良和功能性消化不良两种。大家可能常在医学书上看到很多病都分为器质性和功能性两种，那什么是器质性，什么是功能性呢？

通俗地说，功能性的一般不涉及脏器本身的实质性病变，是较轻的。比如说，我们的胃受了凉不舒服，吃点药调理调理就好了，这就是功能性的。而器质性的是脏器遭到了破坏，病情比较严重。比如说，胃溃疡了，胃长瘤了，就是胃本身出毛病了，这就是器质性的。再打个比方，我们身体的器官就好比是电风扇的部件，电风扇上灰尘太多或缺油会造成转速减慢、通风不良，这就是功能性的；如果扇叶子断了，或者电源烧坏了，这就是器质性的。

一般来说，功能性消化不良在门诊中很常见。很多人都知道消化不良与不良饮食、不良情绪等有关。事实上，功能性消化不良与我们的胸椎有关。当 T6－T8 段胸椎错位，压迫了支配小肠的胸神经，就会出现上腹不适或疼痛、腹胀、腹泻、早饱、食欲不振、烧心、打饱嗝、恶心、呕吐、烧灼或反胃等上消化道症状。如我们出现上述症状，胃镜检查与症状又不相符时，就应考虑是不是胸椎出问题了，需到医院做进一步检查。

功能性消化不良通过正脊复位，再配合刁氏脊椎保健操的练习（详见本书第 7 章）就能明显改善。因为消化不良与胃溃疡发病的病因是一样的，所以穴位按摩时，可以点揉足三里穴，配胃俞穴、脾俞穴，以及 T6－T8 处的夹脊穴。

我们平时还要多按摩腹部。方法很简单：将两只手掌相叠，放在腹部上，以肚脐为中心，在中、下腹部沿顺时针方向按摩几分钟，以腹部有温热感为宜。

平时吃东西时要少吃一些油腻及刺激性的食物，不要暴饮暴食，宜少吃多餐，餐后不要马上进行运动；还要戒烟限酒；多保持好心情也能改善病情。运动也能有效缓解消化不良，最好选择一些比较温和的运动，如骑自行车、散步、打太极拳等。

有些乳腺增生的病根在胸椎上

乳腺增生原本是中老年女性朋友非常常见的一种乳房疾病，但最近几年呈年轻化趋势。一般来说，城市女性得这种病的概率要比农村女性高得多。因此，有人把它称为女性的"现代病"。

得了这种病的人刚开始感觉乳房胀痛或触痛，随月经周期发作，月经后疼痛减轻或消失。严重者会呈持续性疼痛，有时候连走路、活动时都会特别疼，且疼痛向肩部、背部、腋窝、手臂放射。囊性增生主要是指出现乳房肿块，肿块可为单个或多个，严重的还会出现一侧或双侧乳头溢液。检查时可在乳房的一侧或双侧摸到大小不一的结节性肿块。

很多女性朋友最关心的问题是得了乳腺增生后会不会发生癌变。其实，轻度的乳腺增生和癌症并没有太大的关系，我们没有必要过分担心。但我们也不能过分轻视它，因为发展到最后它有癌变的可能。因此，得了这种病我们要积极治疗，要注意日常保健，防患于未然。

乳腺增生与很多因素有关，但很多人可能不会想到胸椎错位也会导致乳腺增生。我们认为，T3－T5 胸椎椎间关节错位，压迫了支配乳房的脊神经根，影响了乳房的气血运行，使乳房气血淤滞，进而导致了乳腺增生。

我曾在门诊中遇到过一个女白领，她是一家外企的高管，工作作风雷厉风行，典型的女强人。平时工作压力很大，动不动就爱跟下属发火。最近两年里，她经常感觉胸闷、气短，晚上睡眠也不好，乳房开始胀痛、且有硬结，尤其是在月经期间更重。求治了多家医院，也没有明显效果。

后来，在朋友的推荐下来找我。询问病史后，我们给她拍了 X 光片。结果 T3－T5 椎间关节错位。我们为她进行了正脊复位，一次之后她自诉乳房不是那么疼了。又进行了几次正脊治疗，再让她自行推拿乳房，肿块明显见小，整个人也轻松多了，而且平日里脾气暴躁的她也变得平和了。

有轻度乳腺增生的女性朋友，平日里可多练习刁氏脊椎保健操的第五、六节（详见本书第 7 章），还可进行推拿自行治疗。方法很简单：躺在床上，先用左手掌捂住右侧乳房，乳头对准左掌心，将右手掌盖在左手背上，轻轻推按乳房，顺时针方向旋转 36 圈，接着逆时针方向旋转 36 圈；再用右手捂住左侧乳房，乳头对准右掌心，将左手掌盖在右手背上，顺时针方向旋转 36 圈，接着逆时针方向旋转 36 圈，即实现一次推拿。每天推拿两次，天天坚持，效果显著。

还可进行点穴来调养。可选少泽穴，配 T3－T5 的夹脊穴。少泽穴是手太阳小肠经上的穴位，它在小指末节尺侧，距指甲外角 0.1 寸。

要防止乳腺增生转化为乳腺癌，平时一定要养成经常检查乳房的习惯。一般情况下，30～50 岁的女性朋友最好每年作一次乳腺检查。

糖尿病康复新视角——胸椎保健

很多人可能会奇怪，糖尿病和脊椎病看着风马牛不相及的，又有着怎样的关联呢？

按照现代医学观点来讲，糖尿病是由于胰腺的功能失调所致，而按照中医的说法是脾功能失调所致，历史上糖尿病就是消渴症。糖尿病都跟脾、胃、肝、肾有关系，严重还会牵扯到心脏。消渴症的病因、病理，再加上脊神经病变的病因病理，综合几十年的临床经验，我认为胸椎保健对于糖尿病的预防和治疗是有作用的。

我们认为，脊神经尤其是胸神经（T7－T9），其分支通向脾、胰腺，一旦胸椎错位就会压迫到支配胰脏的交感神经，交感神经是起抑制作用的，会使胰岛素分泌减少。

一般来说，胸椎错位导致的糖尿病，首先会有胸椎疼痛，特别是活动时疼痛加重的现象出现。由于糖尿病的早期症状并不是很明显，很多人难以察觉，即使感觉胸部不舒服也不会往糖尿病上去想。但是如果有多尿、多饮、多食、消瘦这"三多一少"的表现的话，就要多注意了，这是糖尿病的典型症状。

既然是胸椎错位导致的糖尿病，那么我们就可以通过正脊复位来治疗。当我们把错位的椎体逐步归位后，糖尿病的指标就会逐渐降低，症状也会相应减轻。

三阴交穴、中都穴、夹脊穴是最好的降糖丹

糖尿病是个很难治愈的病，因此平时还要加强调养，以控制血糖。除了坚持练习刁氏脊椎保健操的第五、六节外（详见本书第 7 章），还可以点揉三阴交穴、中都穴，并配 T7－T9 处的夹脊穴。

三阴交穴是足太阴脾经上的名穴，在小腿内侧，足内踝尖上 3 寸，胫骨内侧缘后方。为什么三阴交穴可治糖尿病呢？我们知道，糖尿病与脾、肝、肾有密切关系，而三阴交穴是脾经、肝经及肾经三条阴经的交会处。肝主藏血，脾主统血，肾主藏精，刺激三阴交穴，对三条经络都有很好的调节作用。三经气血调和，则先天之精旺盛，后天气血充足，对糖尿病有很好的治疗效果。

中都穴是足厥阴肝经上的穴位，调肝的效果好，在小腿内侧，足内踝尖上7寸，胫骨内侧面的中央。

多从生活入手控制血糖

想要更好地控制血糖，我们还要从日常生活中入手。

糖尿病与饮食有很大关系。一个人长期过食甘美厚味，会使脾的运化功能失调，胃中积滞，蕴热化燥，伤及阴津，更会使胃中燥热，消谷善饥加重。因此合理饮食是控制血糖的一个重要因素。平时一定要少吃高脂肪、高糖和高热量的食物；不吃动物的脑、内脏，蛋黄等高胆固醇的食物；多吃新鲜蔬菜、水果等植物性食物。

肥胖的人最容易患上糖尿病。因为肥胖的人多痰，痰阻化热，会耗损阴津，阴津不足又能化生燥热，燥热又再次伤阴。这样就很容易发生消渴症。

平时生活也要有规律。工作不要太劳累，不要经常熬夜，多运动，少烦恼。

胸椎挺拔，呼吸才能畅通无阻

呼吸系统疾病可以说是非常常见和多发的病，几乎在每年的秋冬季医院的门诊都会挤满咳嗽、胸痛、呼吸困难的患者。一般来说，慢性阻塞性肺病（简称慢阻肺，慢性支气管炎、肺气肿、肺心病等都属于慢阻肺）、支气管哮喘、肺癌以及肺部感染等都属于呼吸系统疾病。

呼吸系统疾病产生的原因有很多，但很多人想不到的是胸椎椎间关节错位与呼吸系统疾病也有很大的关系。大多数人包括呼吸科专业的医生都很少把这两者联系起来考虑。

那它们之间是怎么联系起来的呢？我们还要从支配呼吸系统的神经说起。支配呼吸系统的神经是由 C6－T4 的椎间孔发出的，当胸椎因驼背、脊柱侧弯等原因发生椎间关节错位时，其椎间孔就会变小，由这里通过的神经就会受到刺激，从而出现气管、支气管和肺等呼吸系统的临床症状。

支气管病的保健方

支气管病，一般西医上称支气管炎，我们中医不承认这个"炎"字，便管它叫支气管病。

怎么发生的呢？C7－T3 一旦受到损伤，发生错位后，压迫了支配肺及支气管的神经，就会引起肺及支气管方面的病。这种由胸椎导致的支气管病发病前期，会有颈部、肩部酸累疼痛的现象，自己会感觉肩部好像背了一件很沉的东西似的；同时还会有头晕、头痛、失眠多梦、多汗、心慌、烦躁、爱发火、气促、胸闷等症状。发病时，以咳嗽、咳痰、气喘及反复呼吸道感染为主。当然，这种由胸椎病变引发的支气管病症，会因为胸椎的正脊复位而好转。

平时坚持练习脊椎保健操的第五、六节（详见本书第7章）；多点揉尺泽穴、太渊穴，并配 C7－T3 处的夹脊穴。太渊穴是手太阴肺经上的穴位，它在腕掌横纹桡侧，桡动脉搏动处。太渊穴可补肺气，它是肺经中元气聚集最多的地方。此处就相当于肺经的源头，肺气便是由这里源源不断地运往全身各处。中医有"肺朝百脉，脉会太渊"的说法，因此刺激太渊穴就如同深挖井一样，使肺气源源不断地运往全身，补肺气的效果最好。

支气管哮喘的保健方

支气管哮喘，很多人对这个病并不陌生，它属于"冬病"，遇寒受冷就容易发病。得了这个病后，那种滋味可是真不好受——咳痰不断，呼吸也不畅快，喉间总有哮鸣声，有时会全身大汗淋漓。有时几分钟就折腾一次，有时候几个小时折腾一次。早期或较轻的患者多数以发作性咳嗽和胸闷为主要症状。

哮喘病的发病原因很复杂，与自身身体状况有关，其中，椎间关节错位也是一个很主要的因素。当 C6－C7 椎间关节以及 C7－T3 椎间关节错位时，若刺激了神经，神经兴奋时就会引起平滑肌痉挛，平滑肌痉挛就会出现哮喘症状。

对于这种由脊椎椎间关节错位引起的哮喘，只要正脊使关节归位就能从根本上解决问题，让呼吸变得畅通无阻。平时多练习刁氏脊椎保健操的第五、六节（详见本书第 7 章）；并多点揉尺泽穴、太渊穴，并配 C6－T3 处的夹脊穴。

诱发哮喘反复发作的因素很多。有的人吃了某些食物后，会引起喘息症状。确定对某种食物过敏时，就应当尽量避免食用。目前证实麦类、蛋类、肉类、牛奶、巧克力、鲜海鱼、虾、蟹、西红柿等都会引起哮喘，吃的时候一定要注意。

此外，还要远离污染环境，抽烟的人一定要及时戒掉，不抽烟的要远离二手烟，尽量减少诱发哮喘发作的机会。哮喘发作与心理因素有密切的关系，尤其是当人们生气时，很容易引起哮喘发作，这类哮喘叫心因性哮喘。因此，保持一份好心情也可有效预防哮喘。

胸椎椎间关节自我保健一览表

序号	胸椎节段名称	常见问题	自我保健方法
1	T1－T2	心悸、咳嗽、胸闷气短等	1. 练习刁氏脊椎保健操的第五、六节 2. 点揉尺泽穴、太渊穴 3. 点揉相应的夹脊穴
2	T2－T3	心绞痛、左胸痛、左心区痛、胸闷气短、心悸等	1. 练习刁氏脊椎保健操的第五、六节 2. 点揉内关穴、神门穴 3. 点揉相应的夹脊穴
3	T3－T4	肺及支气管症状、胸闷气短等	1. 练习刁氏脊椎保健操的第五、六节 2. 点揉尺泽穴、太渊穴、少泽穴 3. 点揉相应的夹脊穴
4	T4－T5	心绞痛、心悸、左胸痛、左心区痛、胸闷气短等	1. 练习刁氏脊椎保健操的第五、六节 2. 点揉内关穴、神门穴 3. 点揉相应的夹脊穴
5	T5－T6	肝、胆症状，胃痛	1. 练习刁氏脊椎保健操的第五、六节 2. 点揉足三里穴、胃俞穴、脾俞穴 3. 点揉相应的夹脊穴
6	T6－T7	脾、胰症状，消化不良、胃及十二指肠溃疡等	1. 练习刁氏脊椎保健操的第五、六节 2. 点揉三阴交穴、中都穴、足三里穴、胃俞穴、脾俞穴 3. 点揉相应的夹脊穴
7	T7－T8	脾、胰症状，消化不良、胃及十二指肠溃疡等	1. 练习刁氏脊椎保健操的第五、六节 2. 点揉三阴交穴、中都穴、足三里穴、胃俞穴、脾俞穴 3. 点揉相应的夹脊穴

（续表）

序号	胸椎节段名称	常见问题	自我保健方法
8	T8－T9	免疫系统功能失常等	1. 练习刁氏脊椎保健操的第五、六节 2. 点揉三阴交穴、中都穴 3. 点揉相应的夹脊穴
9	T9－T10	肾功能下降、尿血、尿浊、尿不畅等	1. 练习刁氏脊椎保健操的第五、六节 2. 点揉相应的夹脊穴

第 4 章 腰椎不"出轨"，健康常相陪

腰椎是脊椎的重要组成部分，它承担着我们身体上半身的重量，协调着下半身的运动，灵活性仅次于颈椎。我们在日常工作时需要用腰部发力进行推、拉、提等活动，动作稍有不当就很容易使腰椎受伤，而出现腰背痛、下肢酸痛、膝痛等。因此，保护好腰椎对于每个人来说都是一个非常艰巨的任务。

豁然开朗！从上到下说腰椎

除腰椎外，我们将 T10 下关节到 T12 也归为腰椎段，这样，这里所说的腰椎就在原来的基础上延长了，由 T10 下关节到 S1 上关节为腰椎段。

地位特殊的第 11 胸椎和第 12 胸椎

第 11 胸椎和第 12 胸椎在整个脊椎中地位很特殊，不仅承担着重任，还最为脆弱。

与第 11 胸椎和第 12 胸椎相连的最后两对肋骨是浮肋，它们不像上面 10 根肋骨那样与胸骨相连。这样，第 11 胸椎和第 12 胸椎就不像第 1 胸椎至第 10 胸椎那样与肋骨和胸骨围成整个胸腔而比较稳定。因此，我们不慎转腰时，最容易受伤的就是第 11 胸椎和第 12 胸椎。

从侧面看，第 11 胸椎和第 12 胸椎刚好处在两个生理弯曲（即胸椎后凸和腰椎前凸）的转折点。无论胸椎还是腰椎受到压迫，力量都会往这个转折点传递，导致这里受压。

脊椎是越往下脊神经分布得越密集，到了第 11 胸椎和第 12 胸椎处，有十多条脊神经从这里通过。此处如果受到挤压，这些神经所掌管的脏器，如肾、肾上腺、膀胱、大肠，甚至盆腔里的所有脏器，都会受到影响。

仅次于颈椎、承受压力最大的腰椎

腰椎位于胸椎之下，共有 5 个。腰椎的椎体较颈椎和胸椎的大而厚，主要由松质骨组成，外层的密质骨较薄。因为它上连胸椎，下连骶椎，所以它本身要承载很大的压力。

腰椎也由椎体、椎弓和突起组成，通过椎间盘、韧带和肌肉连接起来。腰椎各节按序排列，中间为椎管，其内容纳脊髓下端，即脊髓圆锥和马尾神经根。

腰椎的活动度仅次于颈椎，它的主要作用是背伸、前屈和侧弯，是人体躯干活动的枢纽，也是连接上肢和下肢的纽带，使腰部能够最大限度地扩展人体的灵活性，让我们从容自若地直立、弯腰、俯身、后仰。

这里我要特别说一下，腰椎的中段（第 3 腰椎）恰好位于腰椎生理弯曲的顶点处，横突相对比较长，因此这里是扭力聚集的部位，也是容易出现损伤的部位。我们平时喜欢把腰带系在第 3 腰椎上，这是一个很好的习惯，其实就等于给第 3 腰椎加了保护。现在很多年轻人为了追求时尚，腰带扎得松松的，直接吊在胯上，自认为挺好看。但其实这样做并不好看，而且腰带也失去了它的真正意义。

腰椎内的神经影响大肠、小肠、肾脏、膀胱、子宫、泌尿系统等部分的运作，因此一旦腰椎受损，就很容易发生与上述脏器相关的疾病。

总的来说，我们的腰椎（包括第 11 胸椎和第 12 胸椎）更像是一个上有老、下有小的中年人，它既要承担来自方方面面的重任，还要学会自我保护，以便有力量去承担更多的压力。

腰椎是最累的

有的人说人体最累的是腿，因为腿每天走来走去的，自然最累。其实不然，人体最累的是腰。诚然，我们每天走路都要用到腿，但坐下来腿就可以休息了，腰则不行，它还要支撑着身体的重量。因此，腰椎是最累的，也是最容易受伤害的脊椎节段。

不可不知的几个损害腰椎的习惯

腰椎的灵活性仅次于颈椎，因此，腰椎也是我们身体中比较容易受伤的部位。平时突然的冲撞、扭闪、前屈或旋转，很容易使腰部受伤。此外，不正确的姿势体位也会使我们的腰椎在不知不觉中受伤。腰椎受伤害最常出现的症状就是腰痛，腰部活动受限，有的人还会感觉腰臀部及下肢酸痛麻木，下肢没劲儿，肌肉萎缩。这些问题关键是因为腰椎椎间关节错位所致。

如果腰椎错位了，我们只要把它复位就行了。有一位女经理，2002 年跟人去滑旱冰，结果不小心摔伤了。之后就经常腰疼，睡觉翻身困难，双腿沉重。后来我给她进行了几次脊椎保健后，症状明显减轻了，两腿轻松，腰也不痛了。

当然，中医讲究"上医治未病"，在疾病发生前就治好它。而治未病的根本在于预防。如何预防呢？这里我告诉大家几个容易伤害腰椎的坏习惯，以便大家在以后的工作和生活当中多加防范。

固定一个姿势不动

不论是颈椎也好，胸椎也好，还是腰椎也罢，经常保持一个姿势工作或学习是最容易出问题的。像经常用电脑的人、司机、爱打麻将的人，都容易出现腰椎问题，原因和颈椎的问题基本是一样的。因此，平时工作和学习时一定要多活动活动，多变换姿势，多练习刁氏脊椎保健操的第七、八节（详见本书第 7 章）。

不正确的工作和学习姿势

日常活动中，站、立、坐、走等动作不恰当都会对腰椎健康造成伤害，因此一定要及时纠正。

有些人走路时习惯弯腰弓背，重心后移，两脚尖内旋或外旋，致使腰肌用力失衡，出现腰痛。因此，我们在走路时一定要昂首挺胸。良好的姿势不但让人看上去有精神，还能给人带来更多的健康。

有一些女孩子喜欢穿高跟鞋，腰部会更累，站久了也会伤腰。因此，我建议女孩子平时最好少穿高跟鞋，如果非穿不可也让腰部适当地减轻负担，站久了就要坐一坐。

还有的人坐姿不正确，有的喜欢歪着身子，有的喜欢弓着身子。这种问题在电脑族和学生族中最为普遍，因此这些人平时一定要注意坐姿，这很重要。

以上这些问题可能很多人在短时间内还感觉不出来，但如果不注意养成良好的工作和学习的姿势，等腰椎椎间关节错位了，疼痛就出现了。

腰部经常受凉

我们的腰是最怕寒凉的，寒冷或潮湿会引起小血管收缩、肌肉痉挛，很容易使已经退化变质的椎间盘出问题。尤其是女孩子更要保护好你的腰，不要不管什么天气都穿个小衣服，连后腰都盖不住，这是很不好的。

腰部有肾脏，肾气有温煦全身阳气的作用，而我们全身的正常工作全是靠阳气来维持的。一旦腰部受寒，肾气就会受损，我们就会感到手脚发冷、浑身没劲儿。很多女孩子之所以痛经，跟腰部受寒有很大关系。还有，中医里说肾是主骨的，肾不好了，腰椎骨也要受影响。

因此，不管是春夏季也好，还是秋冬季也罢，都要给腰做好保暖。很多女孩子喜欢穿风衣，并在腰部扎个宽宽的腰带，这是一个很好的做法，不仅护腰、暖腰，还很时尚。

突然负重让腰"措手不及"

我们在背、抬、搬、推、提重物时，腰椎所承受的外力更大，尤其是腰椎下部受力更大，而且除所搬物体的重量外，还与物体的大小、搬物方式及腰椎弯曲等情况有关。

有的人，尤其是一些搬运工，不管东西轻重，抬起来就扛在肩上，或直接弯腰就去搬东西，都很容易给腰来个"措手不及"。腰在突然受压的情况下，很容易受伤害。因此，我们平日里在扛东西或拿东西的时候，一定要做一做准备活动，或从小重量开始负重，先弯腿后弯腰再拿东西，以防腰部受伤。

吸烟太多让腰椎受累

人人都知道吸烟有害健康，有害哪里的健康呢？最常见的答案是肺。

其实，吸烟不只对肺有影响，对我们的胸椎、腰椎都有很大影响。因为烟草含有尼古丁，它是最能影响脊椎的有毒物质。

尼古丁被吸收进入血液后，会引起血管收缩痉挛，血液供应减少，影响了脊椎的血液循环。久而久之，不可避免地促使椎间盘过早退化变质。吸烟还会产生有害物质一氧化碳，它会置换血液红细胞内的氧，加速了脊椎的退化过程。很多吸烟的人都有腰腿疼痛的毛病，并伴有麻木和跛行。这可能是因为椎间盘退变高峰，造成椎间关节错位，刺激到了腰部的神经所致。

吸烟不仅对自己有伤害，对旁边的人也有伤害。经常吸二手烟会影响女性朋友雌激素分泌及骨骼正常代谢，骨内矿物质大量流失，造成骨质疏松，骨质变脆，容易骨折，且骨折后不容易恢复。孩子经常吸二手烟，不仅会引发呼吸系统多种疾病，而且影响其正常的生长发育。

因此，不管从哪方面考虑都应该戒烟。有人说："今年都 50 多岁了，吸了一辈子的烟了，现在戒都晚了。"那我告诉你，不管多大年龄现在戒烟都不晚，很多有腰痛病的人戒烟后腰痛病就自行消失了。戒烟的关键是要有恒心，一个人连戒烟的决心都没有，还能做成什么大事呢？

俗话说，命好不如习惯好。一个坏习惯可以毁掉一个人，而一个好习惯可以成就一个人。只要是好习惯，无论大小，带来的影响将是巨大的，有益于一个人的一生。

便秘与腹泻是肠功能失衡造成的

无论是便秘还是腹泻，滋味都不好受。便秘的人大肠不通畅，浑身自然不舒服，心情会烦躁不安，有时候死的心都有。而腹泻呢？有这样的一句话说得好，"好汉架不住三泡稀"，一语道破了其中滋味。

便秘和腹泻两者看似不相干，一个是干，一个是稀，其实都是一个原因造成的，那就是大肠功能失衡所致。那么大肠为什么会功能失衡呢？原因有很多，其中腰椎受损伤也会导致大肠功能失衡。平时我们过度疲劳，姿势不良，腰部扭、闪、弯、曲的外因损伤等原因，都会造成腰椎椎间关节错位。当错位后刺激到了自主神经时就会出现食物过敏，并可导致肠蠕动功能亢进或抑制。

当 T12—L2 椎间关节错位时，就会刺激到附近的神经。当副交感神经受到刺激时，肠蠕动加强，就会产生腹泻；当交感神经受到刺激时，肠蠕动减弱，就会产生便秘。通常症状主要表现为痉挛性下腹绞痛，排便、排气后减轻。如果是腹泻，大便会有黏液，但没有脓血；如果是便秘，则显干粪状。

在门诊中，有一位秦先生，50 岁。他有腹泻的老毛病，十多年了，每天大便溏泻 5 次以上。平时感觉肚子疼痛，身体倦怠，不爱吃东西。我对其进行触诊检查，并拍了 X 光片，发现 T9 左凸，T11 右凸，椎旁压痛，有索状物摩擦音，诊断为 T9－L1 椎间关节错位。后来，为其进行正脊复位治疗，治疗 3 次并配合脊椎推拿便有了明显好转，治疗 10 次后大便基本正常，治疗 15 次后食欲正常，精神也好多了。

把错位的腰椎复位了，交感神经和副交感神经就能正常工作了，这样肠的功能就平衡了，身体也就平衡了。

如果不是很严重的便秘或腹泻，我们完全可以坚持练习刁氏脊椎保健操的第七、八节（详见本书第 7 章）。

平时也可通过推拿或点穴来解决肠子的问题。选择哪一处穴位较好呢？当然是哪里出问题了就找哪里的夹脊穴最好了。因为是 T12－L2 出问题了，所以点揉 T12－L2 处的夹脊穴，对防治便秘或腹泻有不错的效果。每天早晨起床之前，或上床睡觉的时候，让家人帮你在 T12－L2 的两侧进行点揉。天天坚持，效果显著。

容易便秘的人平时还要多吃一些富含纤维素的食物，像各种新鲜蔬果等；还要多喝白开水，以助大便软化；或者适当吃一些润肠通便的食物，如黑芝麻、蜂蜜、核桃等，使粪便变软、便于排泄。

容易腹泻的人要适当多吃一些能够涩肠的食物，比如大蒜、牡蛎、石榴、山药、莲子、藕、山楂、胡萝卜、小米等；不要吃生冷不洁、不容易消化的食物。

膀胱功能障碍与腰椎错位有关

什么是膀胱功能障碍？就是膀胱受某些因素影响发生了功能性改变，如尿失禁。

膀胱功能障碍也与脊椎错位有关。当 T12－L5 椎间关节错位时，就会刺激牵扯到掌管膀胱的自主神经，使其兴奋或抑制，导致膀胱功能失衡，出现以上症状。

有一位王女士，37 岁，自诉腰痛（有扭腰史）、小便失禁 3 年多了，腹压增高、提东西、咳嗽、大笑或听到水声时就会不自主地流尿，每天换多次内裤，自己感觉既尴尬又难受。在很多家医院的妇科、泌尿科、神经科检查过，可是都没有发现什么异常。

后来我们给她拍了 X 光片，发现 L1－L5 左侧弯，有椎间关节错位，触诊 L1－L5 椎旁压痛明显。我给她进行了正脊复位并配合推拿，5 次后小便失禁好转，15 次完全治愈。复查 X 光片错位和侧弯纠正，一直没有复发。

对于膀胱功能障碍，平时如何进行自我调养呢？可以多练习刁氏脊椎保健操的七、八节（详见本书第 7 章），并点揉三阴交穴、外关穴，配 T12－L5 处的夹脊穴，坚持每天按揉，效果不错。

腰腿痛这样调养最好

无论是腰痛还是腿痛，或是二者相伴而来，都是症状，并不算是独立的疾病。可以说，腰腿痛是身体非常常见的症状，绝大部分人都有过腰腿疼病史。在门诊中，我接诊的病人差不多有半数是腰腿痛病人。不管是年轻人还是中老年人，经常因腰疼而唉声叹气。

腰腿痛看上去是个小毛病，的确有的人偶尔腰痛，忍几天就没事了；但也有的人腰总是不舒服或轻微疼痛，有时候折磨一生。因此，有了腰腿痛不要不在乎，也不要太担心，应及时找出原因并积极治疗。

为什么我们会腰腿痛呢？这其实是人类进化得不完美所致。当我们人类解放了双手用两条腿来走路后，虽然有了很多的优势，但也正因为用两条腿行走，我们人类不得不接受"腰腿痛"——这个不完美的进化史留给我们的"礼物"。

大家可以看看四条腿走路的动物，它们的椎间盘承受身体重量的垂直压力相对较小，也就是行走时腰腿不会太受累，所以腰椎病发生率非常低。而当人从爬行到直立行走时，椎间盘则要承受全部的身体重量。人们除了睡觉以外大部分时间站着活动，站得时间越长椎间盘越受累。尤其下腰椎部分比上腰椎承受更大的负荷，所以更容易出问题。

我认为，腰腿痛的发生原因有很多，也很复杂，但最常见的原因就是腰椎椎间关节错位。

90％的腰腿痛患者都存在腰椎椎间关节错位

我们在临床实践中发现，约有90％的腰腿痛患者都存在腰椎椎间关节错位。由于力学关系影响，腰椎椎间关节错位会使腰椎椎体间的椎间孔变小，相对应的神经和血管受到刺激，就会造成神经损伤和血管供血减弱，出现腰腿痛、下肢麻木等一系列症状。

当然，错位位置不同所出现的腰痛症状也有不同，我这里分别介绍一下。

如果 T12－L1 椎间关节错位，刺激了相应的神经，仅表现为腰痛、直弯腰受限，但没有下肢的症状。通常我们对这种情况进行正脊复位，都能取得不错的效果。如果症状较轻，平时可多坚持点揉委中穴，并配 T12－L1 处的夹脊穴，都有很好的保健效果。委中穴是足太阳膀胱经上的一个要穴，非常好找，就在腘窝横纹的中点处。"四总穴歌"中有这样一句叫"腰背委中求"，也就是说凡腰背上的病症都可用委中穴来治。这个穴有舒筋通络、散瘀活血、清热解毒的功效。

如果是 L1－L2 椎间关节错位，刺激了相应的神经，通常会表现为腰部疼痛。平时保健也是点揉委中穴，并配 L1－L2 处的夹脊穴。

如果是 L2－L3 椎间关节错位，刺激了相应的神经，通常会表现为腰臀、大腿疼痛。这时也要点揉委中穴，并配 L2－L3 处的夹脊穴。

如果是 L3－L4 椎间关节错位，刺激了相应的神经，则有膝内侧痛，上下楼梯困难。

我这里有个例子，有位患者膝关节无力，上楼下楼困难，像是膝关节有骨刺。但我们看来，这不是膝关节的问题，首先要检查腰椎。他带着 X 光片子来了，腿一瘸一瘸的，我一看是 L3－L4 错位了，后来我给他进行正脊复位，两分钟以后让他下来走走，他当时就可以下楼了。

一般对于没有医学知识的患者，我怎么跟他解释这种情况呢？我说膝关节，这就好比是一个灯泡，而灯泡的开关在 L3－L4，灯泡不亮，如果钨丝没有断，那就要看是不是开关出问题了。

如何自我保健呢？同样还是点揉委中穴，并配 L3－L4 处的夹脊穴。

如果是 L4－S1 椎间关节错位，刺激了坐骨神经根，则表现为单侧下肢放射痛至小腿外侧并麻痛至足面、足趾，更有麻痛至足跟的。这就是我们平时说的坐骨神经痛，错位的腰椎椎体刺激了坐骨神经根，造成疼痛沿坐骨神经放射。这种情况多见于在办公室工作和使用电脑时间过长的人群。因此，这些人平时要多点揉委中穴，并配以

L4－S1 处的夹脊穴。坚持天天点按，可预防坐骨神经痛。

不管是哪种腰腿痛，如果能配合练习刁氏脊椎保健操的第七、八节（详见本书第 7 章），则防治效果更好。

腰腿痛是源于腰椎间盘突出吗

有患者常问我："刁老师，我最近总是腰疼，是不是腰椎间盘突出了？"腰椎间盘突出症是西医的叫法，中医认为椎间盘突出症或膨出症本身不是病，只是一个症状，它属于椎间盘退化变质（变矮）的范畴。

椎间盘突出就是椎间盘退化变质，在其他因素的影响下，它破了，本应该在椎间盘中央的髓核突出到纤维环之外。这时椎间盘这个垫儿就变瘪、变矮、变窄，导致椎间隙变窄、椎间孔变小。当椎间关节错位刺激了神经根，就会出现腰疼、腿疼。也就是说，腰腿疼的根源在于腰椎椎间关节错位。治疗这种腰腿痛的关键是对错位的脊椎椎间关节进行正脊复位。

我举个例子，我有一个朋友是一家公司的老总，他本身有腰椎间盘突出症。有一次他陪国际友人到庐山去玩，刚走到庐山脚下腰疼就发作了，但因为要陪友人，只得咬牙继续上山，结果脚踩空了，摔了一跤，爬起来后腰不疼了。他后来问我为什么会这样，我说你摔跟头的角度正好是我要复位的角度。

有位中医曾说过这样一段话，我很赞同。他说："中西医之间的差异给人们造成很多困惑，但这并不是什么坏事。正像治感冒一样，西医认为发烧了，要降温；而中医则主张'热者汗之'。再热一点，让他出汗就好了。是非曲直只有临床实践来证实了。"

养成良好的姿势是预防腰痛的最好办法

我们知道，诱发腰腿痛的原因有很多，其中不良的姿势就是一个很主要的原因。因此，要预防腰酸背痛，先要从改变自己不正确的姿势开始。

很多体力劳动者、运动员常会因为动作不协调（如抬重物、弯腰、转身、失足、滑跌等）而导致急性腰扭伤。因此，这些人平时一定要多加小心，不要以为偶尔腰扭伤没什么大事，等有了大问题就难治了。

此外，长期固定保持一个姿势的人最容易慢性腰痛。比如说，网友、上班族、司机、教师、学生等。因此，工作或学习一段时间一定要变换姿势，多活动活动。

女人的美丽和健康与腰椎密不可分

有人说女人美不美要看腰，显然腰部曲线是女性曲线美的关键。同时，腰部也是一处健康敏感区。如果我们平时忽略了对它的关爱，便容易受伤。你想一想，一个容易受伤的腰，怎么能美呢？

拥有健康的子宫和卵巢是女人的美丽之本

一般来说,女人过了二十六七岁就会明显感觉身体状况不如从前,皮肤也会变得越来越差。那这是什么原因所致呢?这与主导女性美丽的引擎——子宫和卵巢的状态走下坡路有关。

通常来说,女性朋友子宫的成长巅峰在 26～27 岁,过了 30 岁后变化就会更加明显。同样,卵巢也是女性朋友一辈子最私密的伙伴,需要我们永久的关心和疼爱。中医理论认为,人体的任脉、督脉、冲脉这三条经脉的经气都同起于胞宫(子宫和卵巢),可以看出它对女性的重要性了。

生活中,很多女性四处去寻找延缓衰老的药方,其实最好的药方就在自己的身上,那就是保护好子宫和卵巢。保护子宫和卵巢就等于在保护自己的青春!

经常月经不调的人可从腰椎上找解决办法

话说回来,腰椎好不好也影响着子宫和卵巢的健康。如果腰椎发生关节错位,很可能就会出现子宫和卵巢方面的疾病。其中,月经不调就是困扰女性的一个永久话题。

通常来说,月经不调是育龄期女性最为常见的一种妇科病。那究竟什么是月经不调呢?以前我们习惯上把经期不稳定、出血量不稳定、闭经看成是月经不调,其实像痛经、功能性子宫出血以及经期出现腹痛、腰痛、头痛等,都可视为月经不调。

为什么会出现月经不调呢？原因自然有很多，比如说，工作压力大、精神紧张的女性容易月经不调；还有的女性过于肥胖也会导致月经不调；此外受一些疾病因素的影响也会出现月经不调……而我们认为，当 L1－L4 发生椎间关节错位时也会产生月经不调，而且还是一个非常重要的原因。

为什么这样说呢？因为通往子宫、卵巢的神经是从 L1－L4 发出的，这些神经是指挥和调节月经生理活动的。如果 L1－L4 出现自主神经紊乱，则可能会导致月经不调。

很多女性朋友因为月经不调，搞得自己心烦意乱，吃了很多药也不管用，其根本原因是没有治到病根上。只要找对了病因，对症治疗，是很容易解决月经不调的。如果你发现月经经常不好，吃药、打针不管用时，最好检查一下腰椎。腰椎错位引起的月经不调只要将错位的腰椎关节复位就能解决了。

月经不调的生活调养方

平时我们腰椎受伤的概率特别高，腰椎错位引起的月经不调可以说也是相当普遍的。那么，平时我们怎么注意这些问题，让我们的子宫和卵巢变得更加健康呢？

如果你是育龄女性，就要多进行脊椎方面的检查。如果发现有腰椎错位，及时正脊复位，就能解决很多月经问题。

我们说良好的姿势对于脊椎来说是最重要的。女性朋友平时更要注意，在用腰工作时，一定要注意姿势的正确性。不能在弯腰负重时随意转动腰部，这是一种很容易出现腰扭伤的姿势。

此外，刁氏脊椎保健操的第七、八节最适合女性朋友锻炼（详见本书第 7 章），多练习对于保护腰椎很有效。若是同时配合推拿、点穴等手法则效果更佳。平时可多点揉三阴交穴，配 T12－L4 处的夹脊穴。三阴交穴对治疗妇科病非常有效，因此又叫"女三里"。女孩子月经不调，或者痛经，都可以找这个穴位来解决。经常点按这个穴位，还能促进任脉、督脉、冲脉的畅通。女人只要气血畅通，就会面色白里透红，皮肤和肌肉不松不垮。

还有一点我要提醒广大女性朋友，大家一定不要因为涉及了隐私而讳疾忌医。我在门诊中，经常会遇到一些女性朋友，她们觉得像月经不调这一类的妇科病难以启齿。她们不愿意吐露真相，我们也就根本没法治疗。其实，妇科病就像我们平时的伤风感冒一样，都是一种病。只有让医生了解得更多，治起病来才会更加顺利。

解决女性腰痛的有效方

之所以要把女性腰痛的问题单独拿出来说，是因为在诸多腰痛患者中，女性占了绝大多数。这是因为女性朋友有月经、怀孕、分娩和哺乳等生理特点，使得她们出现腰痛的机会比男性要多得多。

经期腰痛

经期腰痛是女性腰痛中比较常见的。一般女性在发生痛经时最容易出现这种腰痛或小腹疼痛，有时候能痛到腰骶部。严重的还会出现恶心呕吐、冷汗淋漓、手足厥冷等症状，甚至还能疼晕了。解决这种腰痛的最好办法就是点按三阴交穴，可以在月经前五六天，开始点这个穴，点上一个星期，痛经的症状就可以缓解了，痛经好了腰自然也就不痛了。

如果你有痛经的毛病，平时一定要远离寒凉的食物，尤其是雪糕、冰激凌、冰镇饮料等。很多女性身体上的问题都与寒凉脱不了干系。

孕期腰痛

女性朋友在怀孕期间也容易腰痛，因为随着胎儿逐渐长大，孕妇腰椎要承受更大的压力，很容易出现腰椎椎间关节错位，引起腰痛。

对于这种腰痛，不要使用三阴交穴，也不要练习脊椎保健操。缓解这种腰痛的最好办法就是多休息，注意饮食均衡；还可以多散散步；平时站立的时候可以强制重心后移，时间以腰部不感到累为宜。

产后腰痛

很多产妇在产褥期由于出血过多，或劳动过早、过累以及受凉等，也容易造成腰痛；还有久站、久蹲、久坐或束腰过紧等，也会诱发腰痛。对于这些原因引起的腰痛平时一定要注意多休息，一定要等出月子或更晚一点再劳动；平时一定要做好保暖工作，不要受凉，更不要接触凉的食物和饮料等。

还有的产妇经常采取不当或不放松的姿势给孩子喂奶，时间长了也会引起腰痛。因此，产妇在喂奶时一定要采取正确的姿势。可坐在低凳上，如果坐的位置较高，可把一只脚放在一个脚踏上，或身体靠在椅子上。最好在膝上放一个枕头抬高宝宝，这样可承受重量。还有一点也很重要，生活中很多产妇在给孩子喂奶时，都是低着头盯着孩子，一动不动，这种习惯非常不好。很多产妇在此期间都会感觉颈椎不舒服。

总之，女性朋友想要健康，想要变得美丽，一定要养成每时每刻护腰的习惯。

前列腺问题也应查查腰椎

前列腺是男性朋友特有的性腺器官，也是男性最大的附属性腺。它可分泌前列腺液，是精液的重要组成成分，对精子的成熟具有重要作用，对生育非常重要。前列腺还具有控制排尿的功能。

前列腺长什么样儿呢？它就像是一个底儿朝上的栗

子，底儿与膀胱相贴，尖儿抵泌尿生殖膈，前面贴耻骨联合，后面依直肠。尿道从前列腺腺体的中间穿过。前列腺就像一个"一夫当关，万夫莫开"的将军，在那里把守着。因此，如果前列腺出问题了，最先出现的是排尿问题。

前列腺也是男性泌尿系统中最容易出问题的部位，比如西医里说的前列腺炎、前列腺增生等。我们中医认为，前列腺炎属于"精浊"的范畴，前列腺增生属于"癃闭"、"淋症"的范畴。很多男性朋友都有前列腺方面的问题。就像感冒发烧一样，是我们的身体出现了一点点故障。

拯救前列腺的三阴交穴、太溪穴、夹脊穴

前列腺有问题难道也和腰椎有关吗？是的，当我们的腰椎发生错位时，也会导致前列腺疾病。前列腺疾病是由于肾和膀胱功能减退所致，而从 T9－T11 发出的神经是支配肾的，从 T12－L5 发出的神经是支配膀胱的。当腰椎椎间关节错位，刺激了这两处的神经时，就会出现排尿困难、腰痛等症状。

有男性朋友问我，平时如何保养前列腺呢？我们就可以从这两方面下手。如果是 T9－T11 错位，可点揉三阴交穴、太溪穴，配以 T9－T11 处的夹脊穴；如果是 T12－L5 错位，可点揉三阴交穴、太溪穴，并配以 T12－L5 处的夹脊穴。太溪穴是足少阴肾经上的原穴，它在足

内侧，内踝后方，内踝尖与跟腱之间的凹陷处。经常按摩此穴具有明显提高肾功能的作用。

如何预防前列腺疾病

要预防前列腺疾病，平日里还要做到以下几点。

要多喝水。多喝水不仅可以稀释血液，还可以有效稀释尿液。记住，不管你渴不渴，都要多喝水。

不要憋尿。很多上班族在工作和开会时总是憋尿，而憋尿对膀胱和前列腺都是不利的。

节制性生活。性生活要适度，不要一天到晚都想着床上的事，但也不要一点不想，要适度。

洗坐浴。每天用 40 摄氏度的温水进行会阴部坐浴，每次坐 10～30 分钟。

不要受寒。不要久坐在凉板凳、凉台阶上，因为寒冷会使自主神经兴奋，这样就容易导致尿道内压增加而引起逆流。

适当运动。可多进行散步、跑步等有氧运动。其中，慢跑是一种非常好的保养前列腺的运动。

合理饮食。要多吃蔬菜和水果，不要酗酒，少吃辣椒、生姜等食物，以避免使前列腺及膀胱颈反复充血，加重局部胀痛的感觉。

性功能障碍病因在胸椎

我们知道，和谐正常的性生活对人的身体有好处，对家庭的和谐也有好处。若是性生活方面出现了问题，势必会影响到个人以及家庭。在医院门诊中，性功能障碍是非常常见的症状，只是很多病人在就诊时难以启齿，从不主动向医生聊起这些话题，多是以腰酸、浑身无力、烦躁、情绪低落等作为就诊的理由。事实上，这对病人本身是非常不利的。

我们常说的性功能障碍就是指男女双方不能进行正常的性生活，或在正常的性生活中不能获得满足。一般来说，性功能障碍仅有少数是有器质性病变，绝大多数是心理因素造成的。

一提到性功能障碍，很多人就想到肯定是男人不行。事实上，不管是男人还是女人都会有性功能障碍。男性性功能障碍有射精过快（占大多数），阴茎不能勃起或勃起时间太短，不能射精等；女性性功能障碍有缺乏性兴趣、性高潮障碍、性交疼痛等。

从脊椎学来看，无论是男性还是女性，出现性功能障碍与腰椎错位也有一定的关系。当 T9－T11 椎间关节错位，刺激了支配阴部的神经后，就会出现性功能障碍。因此，如果你出现了性功能问题，在排除其他因素后，不妨去查查脊椎。

　　从中医角度来看，肾藏于两腰，腰为肾之府。肾是先天之本，肾藏精、主骨、生髓，肾还主生长、发育、生殖等，而且肾司二阴，开窍于耳。中医还认为，肾精受之于我们的父母，是促进性发育和维持性功能的原始物质。一个人的肾精亏虚，其发育就会变得缓慢，精力就会变得萎靡，性功能容易出现障碍，生殖方面也可能会出现一些问题。

　　肾还主骨，而我们的脊椎是由骨组成的，因此很多腰椎的病变可从肾着手。一般来说，肾功能不好也就是肾虚，与人们无节制的性生活是有很大关系的。现在人多发的颈椎、腰椎病变和性生活的关系密切。年轻人性生活无节制，再加上不好好保养，时间久了便会导致肾虚。肾的功能一旦减弱，骨也会变得不健康。因此，我们在养好脊椎的同时还要养好肾，肾好了，肾的功能强大了，性功能也能从根本上得到改善。

　　想要预防性功能障碍的发生，我们平时要多点揉太溪穴、三阴交穴，并配 T9－T10 处的夹脊穴。太溪穴和三阴交穴是补肾名穴，坚持按揉对改善性功能有很好的效果。

　　对性功能障碍来说，心理因素占了很大一块。比如说，有的人平时工作压力大，会转嫁到性生活上，造成性功能障碍；也有的人第一次性交失败，或对自己的性能力有所怀疑，因而心理更加紧张，造成阳痿；还有的夫妻两人感情不和，也会出现性方面的问题。

因此，解决好心理问题才是最关键的。平时学会适当地放松压力，多做一些有氧运动如跑步、骑自行车、游泳、打球等；多做腹式呼吸。严重的可找心理专家进行咨询。

治愈下肢怕冷的小秘方

生活中，很多人尤其是女性朋友有下肢怕冷的毛病，每年的秋冬季感觉腿脚特别冷，即使是炎热的夏季，腿脚也不感觉热，摸上去凉凉的。有的人四处求医，却也找不到病因。

其实，下肢怕冷与我们的腰椎、骶椎有关。我们认为，关节错位刺激了相应的神经，就会导致下肢发冷，有时还会伴有腰腿痛麻放射至小腿后侧及足跟处，脚踝肿痛。

这里提到了骶椎，因为骶椎的内容很少，而且腰骶又是不分家的，所以我们放在这里简单介绍一下。

骶五尾四各合一

人的骶椎在青少年时期是 5 块，到了成年以后就合成了 1 块骶骨。它像是一个倒三角形，底向上，尖向下。骶骨是骨盆的后壁，向上与第 5 腰椎紧密相连，向下与尾骨相连。骶骨与髋骨紧密连接，形成骶髂关节，只有在全身运动时稍有一点活动度，但对调节人体的平衡有重要作用。

一个完整的脊椎还包括尾椎。人的尾骨是人类进化后"尾巴"所残留的部分。它在骶骨的下端，是脊椎的最末端。尾椎青少年时期是 4 块，到了成年以后也合成了 1 块尾骨。它也呈倒三角形，底向上，尖向下。涉及尾骨的内容相比其他的椎骨来说更少，这里我们一笔带过。

点揉昆仑穴和太溪穴治下肢及脚怕冷

由腰椎、骶椎椎间关节错位所致的下肢怕冷怎么办呢？严重者可通过正脊复位进行治疗。较轻者平时可多点揉昆仑穴和太溪穴。昆仑穴是足太阳膀胱经上的经穴，它在外踝骨后缘，在外踝尖与跟腱之间的凹陷处。经常按揉昆仑穴、太溪穴，对缓解下肢及脚冷有很好的疗效，而且还可以改善腰腿痛、足跟痛等症状。

横推骶椎让下肢瞬间发热

我再告诉大家一个改善下肢发冷的小秘方，非常简单，就是每天用手掌横推骶椎，横推十几次，就会感觉整个下肢都热了。

这个方法对有妇科病的女性朋友也非常好，比如说有月经不调、痛经的女性可用手掌横推骶椎，很管用。

腰椎椎间关节自我保健一览表

序号	腰椎节段名称	常见问题	自我保健方法
1	T10—T11	肾功能下降、性功能障碍、腰胁部痛等	1. 练习刁氏脊椎保健操的第七、八节 2. 点揉太溪穴、三阴交穴 3. 点揉相应的夹脊穴
2	T11—T12	肾功能下降、性功能障碍、无下肢症状的腰痛、弯腰受限等	1. 练习刁氏脊椎保健操的第七、八节 2. 点揉相应的夹脊穴
3	T12—L1	无下肢症状的腰痛、弯腰受限、髂骨上缘痛等	1. 练习刁氏脊椎保健操的第七、八节 2. 点揉委中穴 3. 点揉相应的夹脊穴
4	L1—L2	妇科症状、无下肢症状的腰骶部痛、髂骨上缘痛、便秘、腹泻、前列腺症状等	1. 练习刁氏脊椎保健操的第七、八节 2. 点揉三阴交穴、委中穴、太溪穴 3. 点揉相应的夹脊穴
5	L2—L3	妇科症状、无下肢症状的腰、臀、大腿部痛，少腹痛凉、前列腺症状等	1. 练习刁氏脊椎保健操的第七、八节 2. 点揉三阴交穴、委中穴、太溪穴 3. 点揉相应的夹脊穴

（续表）

序号	腰椎节段名称	常见问题	自我保健方法
6	L3—L4	妇科症状、膀胱症状，腰、骶、臀部至膝内侧痛，无力、尿少、生殖器官症状等	1. 练习刁氏脊椎保健操的第七、八节 2. 点揉委中穴、太溪穴 3. 点揉相应的夹脊穴
7	L4—L5	腰、大腿痛麻放射至小腿外侧及足面，尿少、尿频、膀胱症状、前列腺症状、踝关节易扭伤肿痛等	1. 练习刁氏脊椎保健操的第七、八节 2. 点揉委中穴、太溪穴 3. 点揉相应的夹脊穴
8	L5—S1	腰、大腿痛麻放射至小腿后侧及足跟，脚踝肿痛、下肢及足怕冷	1. 练习刁氏脊椎保健操的第七、八节 2. 点揉委中穴、昆仑穴、太溪穴 3. 横推骶椎 4. 点揉相应的夹脊穴

第5章　从上到下，养护脊椎一线牵

脊椎发生病症并不仅仅是某个脊椎节段发生错位，很多疾病是由于脊椎各个椎段均发生错位所致。因此，我们要从上到下全方面照顾好脊椎。只有这样，才能加强我们身体的免疫能力，抵御细菌、病毒侵略，才能防止病邪乘虚而入，才能维护脊椎力学动态的相对平衡，才能把脊椎系统病变"消灭"在量变之中，把疾病解除在萌芽状态。

不同年龄段的脊椎保健方

脊椎的保养问题，说它简单真的很简单，说它复杂又真的很复杂。之所以说它简单，只要我们在日常生活中多注意，就可以避免很多脊椎问题；说它复杂，是因为脊椎病在各个年龄段都会发生，很多人不能幸免。所以，日常保养又不能一概而论。

下面我根据多年的临床经验把不同年龄段的脊椎保养方法讲给大家听。

青少年阶段主要防止脊椎畸形和枕寰枢椎椎间关节错位

脊椎畸形

脊椎畸形是少儿腰背痛的常见原因之一。儿童、少年期是生长发育最快的时期，可塑性较大，易受到外界因素的影响。因此，除先天因素造成的畸形外，少儿某些不正确的坐、卧、睡、行姿势以及扭伤、车祸、跌伤、打击、过激运动等，都可能导致脊椎畸形的发生（如驼背、侧弯等）和椎间关节错位，从而呈现未老先衰状态。

所以，老师和家长们一定要高度重视孩子们的脊椎，及早进行正确的脊椎系统检查，建立儿童脊椎健康档案。尤其是出现过跌打、摔伤、撞击等情况必须万分重视，不要认为没有什么症状就不在乎！实际上，有些外伤会潜伏10年之久才发病。凡病都是从量变到质变，因此"早检查，早诊断"方为上策。

枕寰枢椎椎间关节错位

我们前面说过，由于枕寰枢椎椎间关节错位，直接刺激了脊神经、椎动脉等，从而出现颈部僵直疼痛，肩、手臂痛麻无力、活动受限，眩晕、恶心、呕吐等一系列症状。

青少年要预防枕寰枢椎椎间关节错位最有效的办法就是经常练习刁氏脊椎保健操的第一、二、三节（详见本书第7章）。平时要非常注意良好姿态的培养，包括坐、卧、立、行基本姿态的习惯养成。尤其在10岁之前，一定要经常观察脊椎是否发生侧弯。及早发现、尽早治疗是非常重要的。

中年阶段主要是预防枕寰枢椎椎间关节错位和胸椎、腰椎病变

枕寰枢椎椎间关节错位

枕寰枢椎椎间关节错位主要源于青少年时期的病症未能及时正确地诊断和治疗。当前白领、公务员、IT人员、企事业高管人员、教授、学者等，由于每天工作处于过饱和状态，脊椎超负荷。因此，经常出现寰枢关节和枕寰关节错位而引发眩晕、恶心、头痛等一系列脑供血不足的病症。

中年时期可以说意味着成功、财富、成熟，但这一年龄人群的身体状况已步入"多事之秋"，脊椎会出现明显的"罢工现象"。因此，平时还是要多练习刁氏脊椎保健操，要天天坚持，不能"三天打鱼，两天晒网"。这个时期的中年人事业和生活都搅在一起，压力比较大，更需要多放松放松，多运动运动。

胸椎、腰椎病变

主要是由于椎间盘退化变矮，椎间隙变窄，椎间关节突过长，椎间关节错位，椎间孔变小，从量变到质变逐渐加重，刺激了脊神经，而出现肝、心、脾、肺、肾、胰、胸腺等脏腑功能失衡的病症。

通常女子在42～56岁期间、男子在48～64岁期间发生的所谓的"更年期综合征"，实质上也和椎间盘退化有

关，是量变发展到了质变的结果。

要预防以上病变，平日要学会珍爱自己，做到忙里偷闲；多练习刁氏脊椎保健操的第四、五、六、七、八节（详见本书第 7 章）；还要对脊椎病进行早诊断、早治疗，以防患于未然。

老年阶段要预防颈椎、胸椎、腰椎病变

人过了 60 岁以后，往往非常关注身体健康或是养生之道，但是往往缺乏对自身脊椎状况的关心，不知道自己的脊椎状况已经隐隐地影响到了生命质量。尤其是在青壮年时期不是特别注意自我保健的人，到了这个时期，腰椎间盘退化变矮越来越明显，势必造成椎间隙变窄、椎间关节突过长、椎间关节错位、椎间孔变小，从而引发一系列的颈椎、胸椎、腰椎病变。

老年人进行保健要围绕一个"适"字做文章，要讲究适度、适当、适宜、适量。这个时期的脊椎保健仍以刁氏脊椎保健操为主，但是需要注意的是，体质较差的老年人尽量酌情练习，不可过于勉强。平时多进行幅度较小的有氧运动，如散步、太极拳、门球等运动。老年人更要纠正长时间固定一个姿势的不良习惯。

95% 的亚健康症状是椎间关节错位惹的祸

很多人都曾有过这样的经历：头昏、头沉重、眩晕、

易疲倦、心慌、胸闷气短、哮喘、失眠、头痛、耳鸣、心动过速、心动过缓、多梦、早晨恋床、无精打采、情绪紧张、体虚多汗、猛起立时眼前一片黑、易感冒连绵不愈、心烦气躁、身体发热、脱发、白发、月经不调、性功能减退、脑供血不足、心肌供血不足、视力模糊、嗜睡、鼻塞、打喷嚏、恶心、呃逆、落枕、血压波动、胃肠功能失调、四肢冷凉、双腿双膝打软无力、颈肩腰背胸腿酸、手足麻木、头后部麻木、记忆力减退、全身处处痛。可是到医院去化验，检查都很正常。这种尴尬的现象往往让人们不知所措，其实这就是亚健康症状。

亚健康症状是由于人体组织缺血、缺氧，脊神经系统反应能力减低，人体的生理功能下降，腺体分泌、免疫系统失衡引起自主神经功能紊乱，导致五脏六腑经络循环不畅和代谢功能障碍所致。

椎间关节错位可导致亚健康

绝大多数亚健康症状都与脊椎有关。为什么这样说呢？随着生活方式的变化，现代人长期在电脑前久坐，躺在床上看电视，运动过少，导致椎间关节很容易错位；若是刺激到了脊神经、椎动脉等，便会引发亚健康症状。

比如说，C1、C2 椎间关节错位，就会出现眩晕、头痛、全身无力等；C3、C4 椎间关节错位，就会出现面、牙、三叉神经痛、心动过速等；C5、C6 椎间关节错位，就会出现高血压、低血压、肩痛等；T3、T4 椎间关节错位，就会出现乳腺增生、胸闷、气短等；L2、L3 椎间关节错位，就会出现骨股头坏死及妇科疾病。从脊椎学上看，百病皆由脊椎生。

我们在临床实践中发现，亚健康症状中，很多都是椎间关节错位导致的脊椎病变（包括更年期综合征、免疫功能失调、内分泌失调和乳腺增生在内）引起的。当我们进行正脊复位后，以上症状也会减轻，甚至不药而愈。

亚健康是量变到质变的过渡

任何慢性疾病的形成都会经历一个由量变到质变的过程，前期的量变过程即是"欲起之病"（中医对"亚健康"的叫法）的出现及发展的过程。

人从爬行到直立行走的巨变，直接影响并改变了脊椎大小关节的生理状态和功能，必然潜伏了许多已被发现和尚未发现的致病因素。因此，我在 20 世纪 60 年代就提出椎间关节错位是 100％的，是绝对的，运动中的自我归位是相对的。

当错位超过了生理限度，自我运动不能实现自我归位时，就会发生椎间关节错位，进而刺激脊神经、椎动脉、颈动脉窦，而导致脑供血不足，心脏供血不足，五脏六腑功能失衡，经络十二正经、奇经八脉循行受阻不畅，新陈代谢、免疫系统、内分泌失调，脑细胞接触失灵，血管舒缩失衡等，从而出现脊椎功能性症状，即亚健康症状。

人体亚健康症状的本质不是疾病，不属于医疗范围，属于中医"不治已病治未病"的预防、保健范畴。中医里讲"上医治未病"、治"欲起之病"，其根本目的就是要把病变消灭在量变之中，把病痛、症状消除在萌芽状态。

亚健康了怎么办

有了亚健康症状，不管是什么症状，首先都必须要检查脊椎，要拍 X 光片，看脊椎有没有骨性错位征，是否压迫了椎间孔的脊神经。其次，要把自己的症状与"刁氏脊椎病症状归椎自我诊断图"进行对照，看自己到底是哪个脊椎有问题。再次，就是要在脊椎的两旁和中间摸一摸、按一按，有没有阳性反应点，即有没有压痛点、索状物、结节等。

亚健康如何自我保健呢？脊椎保健的方法有很多，比如说正脊疗法。除了专业的手法正脊外，还有刁氏脊椎保健操，这个操完全可以自己做。还有，自己做推拿、点穴也有很好的保健作用。

无论是做操也好，还是推拿、点穴也罢，都要对症治疗。举个例子，比如说头痛、头晕（症状较轻的），就可以练习刁氏脊椎保健操第一、二、三节（详见本书第 7 章），其中第一、二节是推拿，第三节是正脊复位。平时还要多配合点穴，就是点头维穴、足临泣穴、风池穴、风府穴 4 个穴位。

上医治未病，预防是关键

现代人出现亚健康症状绝大部分是自己一手造成的，因为我们平时的一些不良工作方式与生活方式，很容易引起亚健康症状。比如说，平时经常保持一个姿势工作，走路低头含胸，在公交车上睡大觉，睡过于柔软的床，枕头高低不合适，女性经常穿高跟鞋⋯⋯这些都会导致亚健康。

因此，平时我们除了多到专科医院进行检查调理，多做保健操外，还要将不良的生活与工作习惯改正过来。要知道，工作 1 小时后休息 5 分钟要比工作 5 小时后休息 1 小时的效果好得多。当然，还要适度、适量地进行一些全身性的体育锻炼，以增强体质。

再也不用发愁更年期了

生活中，我们常见一些女性朋友到了中年就会变得很怪异，月经出现变化、面色潮红、心悸、失眠、浑身无力、抑郁、多虑、容易激动，有时候会因为鸡毛蒜皮的小事而大发雷霆。这在西医里叫更年期综合征。

其实，不仅中年女性会这样，男性到了中年时也会出现所谓的更年期综合征。通常表现为烦躁、抑郁，有的还会有心脏神经症的表现，以心悸、胸痛、疲乏、神经过敏为突出表现；有的还会出现冠心病、高血压、糖尿病、阳痿等病症。

相比之下，女性更年期症状要比男性的更为明显，发生率更高，更容易表现出来。所以，平时我们说的更年期综合征多是指女性。

这里我再多说几句。做女人真的很不容易，年轻时要肩负着生儿育女的重任，到老了又有各种疾病找上门来。因此，我们社会上每个人都要学会尊重女性。

有一次，上海某大学邀请我去作讲座。当时台下有人问了我一个问题："刁老师，请您说一说世界上哪个人最伟大？包括古代的帝王将相，包括马克思、恩格斯、列宁、斯大林、毛泽东、邓小平……"我当时就说女人最伟大。台下的女同胞都鼓掌，男同胞年轻的也拼命鼓掌。这时，又站起来一个女大学生说："请问女人为什么伟大？"我说："因为那些伟人都是女人生的。"这就是我的解释。我认为，平日里男人吃点亏、吃点苦是应该的，欺负女人的男人不是好男人。

话说得可能有点远了，但我的目的只有一个，就是要让全社会都来关爱女性、关爱女性健康。

更年期综合征源于脊椎椎间关节错位

有人会问了，更年期综合征是什么原因引起的呢？西医认为，更年期妇女，由于卵巢功能减退，从而出现一系列程度不同的症状；男性朋友则表现为睾丸功能减退。

我们认为，更年期综合征其实是脊椎椎间关节错位所致。为什么这样说呢？因为中年时期是椎间盘退化变质的高峰期，椎间盘退化变质了就会导致脊椎椎间关节错位。通常女性朋友在 42～56 岁期间，男性则在 48～64 岁期间，就容易发生所谓的"更年期综合征"。我们认为，所谓的"更年期综合征"更准确的叫法应该叫"椎间盘退化高峰期综合征"，从量变到质变逐渐加重，椎间关节错位刺激了脊神经、交感、副交感神经，从而出现了内分泌系统失衡的病症。

从经络上也好理解。督脉入行于脊里，当椎间关节发生错位后，势必会导致督脉气血运行受阻，而督脉统帅着人体的十二经脉和奇经八脉，与任脉相表里（即小周天）。如果它本身气血运行受阻，就会导致任督不通（任督二脉的通畅决定着女性朋友卵巢功能的兴衰），必然导致女子卵巢功能降低，就会出现更年期综合征。

更年期综合征怎么治疗效果好

我先给大家提供一个病例，有一位女医生，患有甲状腺功能亢进（甲亢）加上更年期综合征。面色暗淡、胸闷气短，自我感觉心脏要"跳出来"。仅做了一次脊椎保健就感觉胸闷气短顿时缓解。她说："全身的气血好像在奔腾一般，明明还在保健床上却犹如来到大海边、森林里，许久没有这么吮吸富含负氧离子的空气了!"作为一名熟知解剖学的西医,她十分诧异:"刁氏正脊手法这么安全有效,真是高超啊!"

我不是"王婆卖瓜,自卖自夸",凡是经过我保健的女性朋友,时间不久脸色就变得红润了,精神也变得充沛了。"刁氏脊椎保健"的原则有这么一句话:"让每一个人无痛苦地走完一生。"人的生命是可以延长的,起码得延长到 100 岁,这是最低的标准。

很多人由于工作忙根本没有时间专门到医院去做保健,这时怎么办呢?我举个女性紧张性头痛的例子。这种头痛多是因为 C2—C4 椎间关节错位所致,最好的缓解办法就是每天坚持练习刁氏脊椎保健操的第一、二、三节(详见本书第 7 章),同时点揉头维穴和足临泣穴。

更年期的症状有很多,这里就不一一举例了,可以对照"刁氏脊椎病症状归椎自我诊断图"来查询,哪里出问题了,就按着各章所附的"脊椎自我保健一览表"进行自我保健。

除了以上的自我保健外,我们还要学习一些有关更年期的知识,对即将到来的更年期要有一个充分的心理准备。如果发现自己出现了难以控制的烦躁、抑郁、焦虑的情绪时,要善于自我化解,多与家人和朋友进行沟通,多参加一些社交和娱乐活动,学会减轻工作和生活压力。

更年期是每个人必然要经历的阶段，只不过有的人症状重一些，有的人症状轻一些。对于症状轻的我们可以按上面的方法进行自我保健；对于症状严重的要及时就医检查脊椎，做到早发现、早治疗。

修复脊椎就是吃了最好的救心丹

当前，心绞痛、心肌缺血、心源性猝死等心血管疾病已成为威胁人类生命的杀手，人们谈到心血管疾病皆谈虎色变。那有没有什么好办法预防这些问题呢？

经过几十年的临床实践证明，运用中医"刁氏脊椎保健"手法，我们完全可以把冠状动脉痉挛性收缩（只是功能性改变，而不是冠状动脉粥样硬化所致）、心肌供血不足消除在量变之中，把脑供血不足解除在萌芽状态。

很多冠心病其实是假冒的

冠心病是冠状动脉粥样硬化性心脏病的简称。西医认为，冠心病是指供给心脏营养物质的血管——冠状动脉发生严重粥样硬化或痉挛性收缩，致使冠状动脉狭窄或阻塞，以及血栓形成，造成管腔闭塞，导致心肌缺血、缺氧或梗死的一种心脏病，也叫缺血性心脏病。

但是问题并不像想象的那样严重。因为国内外专家曾经对 400 多例因冠心病死亡的尸体进行解剖，发现绝大多数没有冠状动脉粥样硬化现象，此项发现已引起国内外心血管专家的特别关注。

这是为什么？冠状动脉缺血、心肌缺血是冠心病的主要症状。胸闷气短、心前区疼痛的患者，经静态、动态心电图检查都会有异常，但尚不能确定是器质性病变。因为自主神经受刺激同样会出现心电图异常，尤其冠状动脉痉挛性收缩多被误诊为心肌梗死或冠状动脉粥样硬化。

也就是说，很多冠心病与自主神经兴奋性升高有关。经过我们研究发现，T1－T5处的自主神经，直接支配着心脏，终止于窦房结、房室束；C2－C4处有神经分支直接支配心脏。当脊椎椎间关节错位后，刺激到了上述神经，引起平滑肌痉挛，引起血压异常、心律失常、胸闷气短、心前区疼痛等类冠心病症状。

生活中，我们常见一些冠心病病人是半夜去世的，因此有冠心病的人晚上躺在床上看书或看电视都是很危险的。因为这些不正确的姿势很容易导致脊椎椎间关节错位，刺激到通往心脏的神经。

从脊椎入手缓解心绞痛

心绞痛是冠心病最常见的症状，它主要是由于冠状动脉供血不足，心肌暂时缺血、缺氧所致，主要表现为胸闷气短、多汗、背痛、心悸。多是突然发作。一般多见于体力劳动或情绪激动时，受寒或饱餐后发作。

我们认为，心绞痛是颈椎及T1－T5椎间关节错位，刺激到了自主神经所引起的。当自主神经异常兴奋时，冠状动脉发生痉挛性收缩，致使心脏血液循环功能失调，从而引起急性心肌缺血、缺氧而发生心绞痛。

有一位王姓中年女士来我们这里就诊。她说自己经常胸闷气短、多汗、背痛、心悸、头昏痛、失眠，有两年多了，背部曾有外伤史。我们为其进行论证归椎及 X 光片检查，发现她的 C4 左凸，C5 右凸，T4 右凸，T5 后凸，椎旁有索状物，压痛，诊断为多椎椎间关节错位。另根据其脉搏弱，心电图的 T 波改变，有早搏，最后确诊是假冠心病，频发室性期前收缩。后来，我们让其停药治疗，并复正了错位的椎间关节，配合脊椎深层推拿。治疗 5 次后她胸闷气短的症状就消失了，脉搏在正常范围，早搏大大减少；又治疗了 9 次，症状全部消失，心电图正常，一直到现在也没有复发。

平时我们如何自我保健预防心绞痛呢？可多点揉手厥阴心包经上的内关穴。人的心包经起于侧胸部天池穴，经腋下上至体侧正中线，止于中指末节尖端中央的冲穴。凡是心脏的问题，不论是真假冠心病，还是心律不齐都跟心包经有关系。内关穴是心包经上经常使用的一个穴位，它在我们腕横纹上 2 寸（即 3 个手指的长度）手臂两筋之间。根据子午流注学说，在戌时（即 19 点到 21 点）气流注于心包经，这时点按内关穴就可以保护心脏的健康。若是配合点揉 T4－T5 处的夹脊穴，则效果更好。

颈椎和胸椎错位可致心律失常

心律失常就是指心脏的起搏及传导异常。正常的心搏起源于窦房结，窦房结是心脏起搏的最高"司令部"，由"司令部"发出的指令按一定的顺序和时间依次下传到心房和心室，激发心脏相应的部位产生激动。如果心脏冲动的形成与传导出现异常，会使整个心脏或其中一部分活动过快、过慢或不规则，或者部分活动的程度发生紊乱，就会出现心律失常。可见于冠心病、心肌病和风湿性心脏病等，尤其在发生心力衰竭或急性心肌梗死时。

我们认为，心律失常除少数心脏器质性病变之外，绝大多数是由于自主神经功能紊乱造成的。当颈椎、胸椎椎间关节错位刺激了交感神经就会引起心律失常，主要表现为心慌、阵发性胸闷气短、心前区痛（西医称为心脏神经症）。

具体来说，当 C2－C3 椎间关节错位刺激到颈上交感神经节，发生阵发性室上性心动过速或房颤；当 T4－T5 椎间关节错位刺激到胸交感神经节，会发生期前收缩。

有一位姓王的患者，男，37 岁。两年来一直为心律失常所困扰，经常出现心悸、胸闷、心前区痛、头昏，左上肢无力、麻木的症状。医院诊断的结果是心律失常。他一直坚持服用抗心律失常药，可是也没有明显的效果。我们为其进行触诊和 X 光片检查，发现他的 C2－C3 左凸，T4 左凸，T6 右凸，压痛，诊断为颈椎、胸椎多椎椎间关节错位。经手法正脊复位，3 次好转，15 次症状消失，心电图正常。随访半年，未复发。

还有一位姓秦的患者，女，71 岁，从 1996 年开始就患有心律失常，在很多家医院诊治过，最后的诊断结果是老年性冠心病。发作时全身无力、心悸、头晕、饥饿感、出虚汗。后经我们论证归椎检查，用手法正脊复位，治疗 3 次，心悸、头晕、饥饿感消失，恢复常态。又连续治疗 5 次，已基本痊愈。

心律失常的人平时如何自我保健呢？一般来说，若是由 C2－C3 椎间关节错位引起的，则多点揉内关穴，并配 C2－C3 处的夹脊穴；若是 T4－T5 椎间关节错位引起的，也要多点揉内关穴，并配 T4－T5 处的夹脊穴。

预防心源性猝死最好的办法就是早检查

心源性猝死是由于心脏病发作而导致的出乎意料的突然死亡。多数发生在晚上或早晨（以壮年为多）。其实，它并不是一点征兆也没有。一般来说会有前期症状出现，如心绞痛、胃上部痛、胸闷气短、心前区第 4～6 肋间疼痛或左胸、背部疼痛。因此，平日里一旦出现这些症状，一定要引起高度重视。

是什么原因导致的心源性猝死呢？我们认为，是由颈椎、胸椎椎间关节错位刺激自主神经导致的。当颈椎、胸椎椎间关节错位刺激了自主神经时，不受意识支配的自律机制就会使冠状动脉发生痉挛性收缩，导致心肌极度缺血、缺氧，引发心源性猝死。凡有类似病史者必须进行颈椎、胸椎的专科检查确诊。

心源性猝死是急性病，几分钟就能要人性命。那么我们怎样才能预防心源性猝死的发生呢？我认为，要预防心源性猝死最好的办法就是到正规脊椎专科医院对颈椎、胸椎椎间关节进行早期检查。如果你有心脏不适，则更要进行颈椎、胸椎的检查，查清是否出现了椎间关节错位，是否刺激了支配心脏的交感神经、副交感神经。

很多人都知道许多演艺界名人死于心脏病，但具体是死于什么病因可能就不清楚了。具体地说，这些人多是因为心肌缺血而猝死的。还有前面我们说的企业家等也是这种情况。为什么这么多的名人死于心源性猝死呢？我分析主要有以下 3 个原因。

第一个原因是，病人自己及家属对心脏病的真正病因、病理不了解，或只是一知半解，没有重视病症从量变到质变的转变过程，贻误了最佳治疗时间。

第二个原因是，心脏有器质性病变，也有功能性病变。有的医生错把功能性病变当作器质性病变，误诊导致了误治。因此，我们在诊断时，首先应考虑自主神经紊乱而导致的功能性病变，并选择对脊椎进行检查。如果是由于脊椎病变所致，就应该把这种功能性病变及时消除在量变之中。

第三个原因是，很多人对心脏症状是由于颈椎、胸椎椎间关节错位压迫自主神经所致缺乏根本了解。所以，患心脏病的人，应首先检查脊椎，接受脊椎的保健，把欲起的病症消除在萌芽之中。

96％的骨质增生都是有益的

很多人来我这里就诊时常说："刁老师，我长骨刺了，您帮我看看吧！"我认为这也是个误区。这里我跟大家说一说骨刺的问题。

什么是骨刺？西医称骨刺为骨质增生，它是骨关节边缘由于长期慢性损伤引起的组织增生，时间长了产生钙质沉着变成骨质而形成的。

很多人有骨质增生，为此常忧心忡忡，认为骨质增生会造成瘫痪，是不治之症。有的人四处求医问药，不但耗费大量的精力，也花费很多钱。还有不少电视广告、社会上的江湖游医介绍各种所谓的专治骨刺的药，说得特别神奇。

事实真是这样的吗？我这里就给骨质增生正本清源。我告诉大家，骨质增生几乎人人都有，它是一种生理性的组织反应。而且它还在椎间关节新的平衡过程中起着维持作用，也是椎体为适应应力的变化而产生的一种防御性反应。

当我们的椎间关节受到了刺激（如跌打损伤、扭闪、运动剧烈、过于劳累等）后，骨细胞就会活跃起来，当骨细胞越来越多了，就会形成增生，这种增生正是对骨关节的一种保护。只要它不压迫神经、血管就是有益的。

我们认为，96％的骨质增生是良性的，对增强椎体有益无害。反过来说，真正不良的骨质增生非常少，只有4％的骨质增生是有害的，而且多发生在特殊的位置上。当增生到一定程度，压迫到椎间孔、横突孔和脊髓时，才会产生相应的症状。

而且我也告诉大家，这种不良的骨质增生只有手术能治疗，药物根本不能解决问题。电视广告里说吃了某种药便能去掉骨刺，那我告诉你，如果药物能去掉骨刺，那么也能把全身骨头化掉，所以根本是不可能的，是骗人的。

有人可能会问，为什么骨质增生会有关节疼痛等症状出现呢？我们认为，96％的骨质增生所产生的症状其真正的根源在于椎间关节错位。当累及了神经、血管，或引起了关节的损伤时，就会造成疼痛、肿胀、关节功能障碍等。对于这种情况，我们可以针对病因，通过对错位的椎间关节进行正脊复位来解除症状。千万不要听医生说是骨质增生就产生恐惧。

人到老年几乎都会出现骨质增生，这就像人老了眼睛会花一样。但是，人体有了骨质增生，并不都会出现临床症状。如果仅有骨质增生而无临床症状，就不必刻意进行治疗。

肾主骨，肾好了脊椎自然就好

中医所讲的肾是广义的概念，不单单指肾脏。肾是先天之本，是我们生命的根本，关系着五脏六腑的盛衰，所以非常重要。

肾主骨——肾好骨才好

肾和脊椎又有什么联系呢？《黄帝内经》中说"肾主骨"，就是说肾能充实和滋养骨骼。中医里讲，骨为髓之府，肾藏精，精生髓。

肾所藏的精，一部分是来源于父母的生殖之精，我们叫它"先天之精"，它是与生俱来的；还有一部分是在我们出生后，由脾胃所化生的水谷精气和各脏腑代谢所化生的精微物质，我们叫它"后天之精"。先天之精有赖后天之精的不断培育和充养，才能不断充盛；后天之精必须以先天之精为动力，才能不断摄入和化生。两者密切配合，共同维持人体生命活动的正常进行。

精生髓。"髓"包括骨髓、脊髓、脑髓，都是由我们的肾精化生出来的。髓藏在我们的骨腔中，髓又养骨。

肾藏精，精生髓，髓又养骨，就组成了一个系统，有其内在的联系。肾精充足，骨髓化生才有源头保障，骨质才得以很好地调养，骨骼才会发育旺盛，骨质致密，强健有力。反之，如果肾精亏虚，骨髓化生无源，骨骼失去了滋养，就会变得脆弱无力。

肾精不足对人有什么影响

小孩子如果肾精不足，就会导致骨骼发育不良或生长迟缓，骨骼柔软无力，囟门闭合得晚。整个人蔫蔫的，缺乏活力。

成年人如果肾精不足，就会出现腰膝酸软，走路无力等。本来成年人做事应该是虎虎生威的，可是平时我们看到那些肾不好的年轻人，走起路来弯腰塌背，脊椎就像是面条一样，软软的，而且整个人也没有精气神儿。

老年人如果肾精不足，则骨质变得脆弱，平时哪怕是轻轻摔一下或碰一下，都很容易发生骨折。

养好脊椎从肾开始

可以说，肾好不好决定着脊椎好不好。因此，养好脊椎我们还要从肾入手。平时我们怎么养肾呢？

我们前面说过一招叫横推骶椎，这个方法也有很好的补肾作用。横推骶椎的时候，最好连腰椎也带上，每天早晚各推一遍，天天坚持，就会感觉腰热了，腿也热了。腰为肾之府，横推腰骶可温补肾阳，而肾阳是一身阳气的根本，如果根子虚弱了，整个身体阳气的温煦作用就会下降。

民间还有一些补肾的好方法。比如说，叩天钟。什么是叩天钟呢？就是我们平时说的叩齿，这是古人常用的养生术。民间有"朝暮叩齿三百六，七老八十牙不落"的说法。中医里讲"齿为骨之余"，所以每天叩齿，可强肾固精。每天没事的时候就练习叩齿，效果不错。

还有就是多揉丹田，丹田在脐下 3 寸。这里有很多养生大穴，如关元穴、气海穴、神阙穴等。两手交叠，放在丹田上按揉，以感觉温暖、发热为宜。

还有一点很重要，要养好肾一定要节制性生活。年轻人过度的性生活再加上不保养，时间久了就会肾虚，肾虚便会使肾主骨的功能减弱，导致肾不能生髓，进而导致无髓养骨，骨无髓养便会导致病变的发生。因此，年轻人千万不要以为自己年轻没事儿，等有事儿就晚了。

生活中养肾的方法还有很多，多吃黑色的食物也养肾（黑入肾），如黑芝麻、黑豆、黑木耳等；还有多进行运动，适度的运动不仅养肾也养骨。

养肾是一辈子的工程，需要我们终生不停奋斗，只有这样才能换来一生的健康。

藏在骨盆里的秘密

我们的脊椎就好比是由数块脊椎骨组成的塔，枕寰枢椎就是这个塔的塔尖，而骨盆就是这个塔的塔座。大家想想如果骨盆这个塔座不正了，是不是脊椎这个塔就会变得不稳了。骨盆虽不归属于脊椎，但是它是整个脊椎的基础。只有基础打牢了，脊椎才会稳固。

骨盆的结构是怎样的

骨盆位于我们的腰椎之下，是整个身体的中心，上连脊椎、下接两腿关节。脊椎正直及两腿运动都需要骨盆居中策应、调节。

骨盆由左、右髋骨和骶骨、尾骨构成。髋骨是由髂骨、坐骨及耻骨联合组成的不规则骨。髂骨在哪呢？站立时双手叉腰，这时我们的双手刚好放在骨盆的上缘，摸到的骨头就是髂骨。

骶骨与髂骨和骶骨与尾骨间，都有强韧的韧带支持连结，形成关节，一般不能活动。女性朋友怀孕后在激素的影响下，韧带会有稍许的松弛，各关节因而略有松动，这对以后的分娩是十分有利的。

完整的骨盆是由骨骼和附着在它上面的肌肉、筋膜共同构成的，里面有生殖器官。男性和女性的骨盆不一样，一般来说，男性的骨盆比较窄一些、坐骨较小一些；而女性的骨盆则相对较宽一些、坐骨较大一些。从外观上看，男性的臀部看起来更像是一个倒三角形，女性的则像是一个正三角形。

腰椎并没有与髋骨相连，使得腰部可以进行前、后、左、右的来回活动，活动也会影响骨盆的角度。正常稳定的骨盆位置是居中平衡的，如果平时我们的姿势不正确，而骨盆的稳定度又稍差，骨盆的位置很难保持居中平衡，脊椎角度也就跟着不正常弯曲。所以有的人老是站不稳，可能就是骨盆稳定度差的原因。

骨盆行扭——骨盆最常见的问题

走在大街上，经常会看见有的人两条腿不一样长，尤其是已婚女性较多。这些人用 X 光拍髂骨，多呈一高一低，骶髂关节也不在一个水平线上，俯卧检查两侧臀部呈一高一低，一大一小的状态。这就是骨盆行扭，它是骨盆最容易出现的问题。

有个别医家治疗长短腿时用垫鞋垫的方法矫正，结果治不好。其实，此症早在隋朝皇宫太医就用手法矫正，仅几分钟就使长短腿正常、臀部大小一样了。因此，治疗骨盆行扭最有效的办法就是手法矫正。

骨盆行扭是怎么得的呢？原因有很多，比如说外伤性骨折（车祸或意外），过量运动，平时忽略的双脚压力不均等，都容易造成骨盆行扭。

以上原因比较好理解，还有一些原因我给大家详细说一下，也提醒大家在今后的生活中注意这些问题。

性爱过激。一般来说，女性结婚后更容易发生骨盆行扭，为什么呢？年轻人性爱时没有度，动作过于激烈，很容易造成骨盆行扭。因此，年轻人在进行性生活时，动作一定要轻，不可以过于激烈。

自然分娩。一些自然生产的妈妈们在生完小孩后发现自己的骨盆变形了。胎儿经过骨盆从阴道里爬出来会伤害到骨盆，再加上产妇本身的剧烈挣扎，就更容易导致骨盆变形了。因此，为了防止骨盆变形，怀孕的女性朋友要经常练习一些有益于骨盆的运动。

跷二郎腿。很多人在坐着的时候都喜欢跷二郎腿，我告诉大家这也是发生骨盆行扭的一个重要原因。长期跷二郎腿的话，骨盆会一高一低，就不平衡了，腿自然会显得一个长一个短。而且经常跷二郎腿的人还会有腰疼的毛病，大家想想骨盆不正了，上面的腰椎还能正吗？腰椎不正，就会发生椎间关节错位，就会刺激到相应的神经，引起腰腿疼。

有人说我轮着跷二郎腿行不行？相比之下这比跷一面腿要好一些。不过一般来讲，经常轮着跷腿，还有可能会使两边都出问题。因此，平时还是要少跷二郎腿的好。坐有坐姿，站有站势，不要养成一些不良的习惯。

从年轻时就要开始预防骨质疏松

骨质疏松是全身骨质减少的一种现象。人出生后骨量逐渐增加，到 30～40 岁时达到一生中的最高值（峰值骨量），此后随着年龄增长，骨量就会下降，骨密度渐渐减少，骨强度下降，骨质疏松症的发病率增高。也就是说，人到了老年后几乎都会有骨质疏松。

骨质疏松主要表现为骨骼中骨基质含量明显减少，而骨骼中矿物质（主要是钙、磷）的成分基本正常。也就是说，骨质疏松时，骨骼中蛋白质等有机物及水分的含量减少，而钙、磷等矿物质含量相对保持在正常水平。由于骨基质在钙、磷等矿物质之间起支持和连接作用，所以如果骨基质减少，则矿物质之间的间隙就增大，表现为骨质疏松。随着骨质疏松的进展，骨骼中钙、磷等矿物质也会不断丢失及减少，从而造成骨骼中骨基质和矿物质都减少的现象。

有人问有什么症状来判断自己是否骨质疏松呢？通常来说，有以下四大症状。

一是疼痛。以腰背痛为主，疼痛时沿着脊椎向两侧扩散，躺卧或坐着的时候疼痛会有所减轻，长时间久立或久坐会使疼痛加剧，有时候弯腰、咳嗽、大便用力时都会加重。

二是驼背。我们的脊椎椎体前部多是松质骨，而且这部分的负重量大，尤其 T11、T12、L3 的负荷量更大，很容易压缩变形，使脊椎前倾，进而形成驼背。

三是呼吸困难。胸椎、腰椎压缩性骨折，脊椎向后弯曲，胸廓就会变形，这会使肺活量和最大换气量明显减少，出现胸闷、气短、呼吸困难等症状。

四是骨折。骨折是骨质疏松症最常见和最严重的并发症，女性更容易受此影响。据调查，骨质疏松是绝经期女性朋友的主要疾病之一。雌激素是女性朋友一生维持骨钙含量的关键激素，而绝经后骨钙含量将以每年 3％～5％ 的速率丢失，使得骨质变得疏松，容易骨折。有时候，骨质疏松严重的，咳嗽、弯腰都有可能造成骨折。其中，脊椎骨折在骨质疏松症引起的骨折中非常常见。腰背疼、驼背、呼吸困难等都可能是脊椎骨折的预警信号。

尽管以上是骨质疏松的常见症状，但是要真正判断一个人是否存在骨质疏松，还必须要用骨密度仪检测才能知道。

骨质疏松是中老年人常见的问题，因此我们在青年时期就应该养成良好的习惯，以延缓骨质疏松的发生。

养好肾精。从中医来说，肾主骨；从脊椎学来说，肾的功能受从 T9－T11 发出的脊神经控制。因此，平时我们一定养好肾，肾年轻脊椎才会年轻。

改善饮食。平时要少吃盐，少吃甜的东西；要保证足够的蛋白质摄入；科学补钙，多喝牛奶多吃豆制品。很多女孩子为了保持苗条的身材，经常不吃东西，这是不科学的。饮食结构不合理不仅会造成钙的摄入量过少，还会使钙、磷代谢和激素代谢失调，时间久了就会提前出现骨质疏松。

适当运动。很多人整天忙忙碌碌，夜以继日地伏案工作，几乎很少运动，这样就很容易引起骨质疏松。因此平时一定要多做运动，最好是户外运动，这样可以有更多的机会晒太阳，而晒太阳可以促进钙的吸收。

养成好习惯。当然了，要预防骨质疏松光靠"开源"是不够的，还要"节流"。这要求我们平时要改掉不良的工作和学习姿势，晚上少熬夜，少睡高枕，戒烟限酒。

对自己好一些！做一道养护脊椎的好菜

脊椎看上去很硬，但是很容易受伤，除了前面提到的方法外，我们还可以从饮食方法入手保养。中医讲"药食同源"，合理的饮食可以补钙、补肾，而这些都是强壮骨骼的根本。

健骨菜让脊椎更有力

平肝熄风的天麻炖猪脑

取天麻 10 克，用淘米水浸泡，洗净，切成薄片；与猪脑 1 个一并放入炖盅内，加水、盐适量，隔水炖熟。每天吃 1 次，连用 3～4 次。天麻和猪脑是经典的搭配。天麻炖猪脑有祛风止痛、平肝熄风等功效，颈椎病所致的眩晕、眼花、头风头痛的人都可食用。

祛风散寒的天麻炖鲢鱼头

天麻 10 克，鲢鱼头 1 个。天麻切薄片，装入纱布袋中，与洗净、去鳃的鲢鱼头一同放在沙锅中，加适量的清水。先用大火烧开，加料酒、葱段、姜片、食盐等调料，再改用小火煨炖半小时。取出药袋，放入香油和味精，再烧开就可以了。此菜可祛风散寒，通经活络，比较适合脊神经根型颈椎病患者。

活血通络的川芎炖鱼头

将川芎 15 克、白芷 15 克分别洗净，切成片，与洗净的鳙鱼头 1 个，一同放入锅内，加姜、葱、盐、料酒、清水适量，大火烧沸后，改用小火炖熟。可活血通络。

补肾壮骨的猪骨炖海带

锅内加水 2000 克，将猪脊骨 1000 克连同海带（切大块）150 克、生姜适量一同放入，旺火烧开，小火炖烂，加调料出锅。可补肾壮骨，益气养血，适用于骨质疏松。

益气补肾的杜仲炖猪腰

猪腰 1 对，洗净切片，大枣（去核）2 个，与杜仲 10 克、核桃肉 20 克、生姜 2 片、米酒 3 毫升，一同放入炖盅中，加适量的清水，用大火煎沸后，改用小火炖 1 小时。饮汤吃肉。杜仲有补肝肾、强筋骨的作用，此菜可益气补肾，壮腰助阳。

燥湿健脾的草果牛肉

草果 2 个，牛肉 200 克，干姜 3 克，肉桂 3 克。将牛肉洗净切块，放入锅中，加入草果、干姜、肉桂，再加入适量清水，用大火烧开后改为小火炖煮至肉烂，加入盐、味精调味就可以了。此菜能燥湿健脾，开郁化湿，适用于寒湿腰痛的病人食用。

健骨汤养骨保健康

散寒通络的姜葱羊肉汤

取羊肉 100 克，洗净切块；与大葱段 30 克，生姜 15 克，大枣 5 枚，红醋 30 克，一同煮汤。每天喝 1 次。可散寒通络，适用于由风寒引起的颈椎病。

化痰除湿的薏米红小豆汤

取薏米（因薏米不容易煮烂，最好先用清水泡 2～3 小时）、红小豆各 50 克，山药 15 克，梨（去皮）200 克，一同放入锅内，加水适量，用大火煮沸后小火煎，加入适量的冰糖即成。可化痰除湿，最适合痰湿阻络所致的颈椎病病人食用。

补肝益肾的杜仲壮骨汤

猪尾骨 300 克，斩碎；杜仲、枸杞子各 12 克，桂圆肉 15 克，牛膝 10 克，淮山药 30 克，洗净；然后将这些原料一同放入锅内，加水适量，用大火煮沸，小火煎1小时左右，加适量香油、盐、葱、姜等配料，取汤饮用。可补肝益肾，强筋健骨。

补肾固精的杜仲猪脊汤

取栗子250克，去皮洗净；将猪脊骨500克洗净用沸水焯一下，放入沙锅内，并加入栗子，杜仲15克，陈皮3克，红枣2个，葱、姜，再加入适量的清水，炖煮至肉烂后加入盐调味就可以了。此菜可补肾固精，健脾除湿，补益气血。适用于肾虚所致的腰痛。

益气养阴的葛根猪骨汤

葛根30克去皮切片，猪脊骨500克，洗净，切段，一同放入锅内，加适量的清水煲汤。可益气养阴，舒筋活络。比较适合于脊神经根型颈椎病。

温经散寒的当归生姜羊肉汤

当归、生姜各30克，洗净，切大片；羊肉500克在沸水中焯一下，晾凉，切大块。羊肉、当归、生姜与红枣10个，一同放入沙锅中，加适量的清水同煮，先用大火煮沸，再改用小火慢煮至羊肉熟烂。饮汤吃肉，每隔一天吃一次。可温经散寒，活血定痛。适用于肾虚腰痛伴有面色苍白、畏寒怕冷等。

补阴益髓的莲枣脊髓汤

莲藕250克洗净、去节；红枣（去核）5个，洗净浸泡一下；猪脊骨 500 克洗净，用刀背打碎。上述原料同放入瓦煲内，加入适量的清水，先用大火煮沸后，再改用小火煲 2 小时左右，加入盐调味即可。此汤健脾开胃，补阴益髓，健身壮骨。对陈旧性腰脊损伤，虚性、慢性腰痛有一定的辅治功效。

健骨粥补肾壮骨美容颜

祛风散寒的生姜粥

取几片生姜捣烂与粳米 50 克同煮，粥将熟加入连须的葱和米醋。此法可祛风散寒，不仅可以治风寒感冒，还可治由风寒诱发的颈椎病。

祛风除湿的葛根五加粥

取葛根 50 克，切碎；刺五加 15 克，水煎取汁；粳米、薏米各 50 克，洗净。把这些材料放入锅中，加适量的清水，用大火煮沸，再用小火熬成粥。粥熟后加入适量的冰糖就成了。有祛风、除湿、止痛的功效，适用于颈项强痛。

活血化瘀的山丹桃仁粥

取丹参 15 克，水煎去渣取汁；再放山楂 30 克，桃仁（去皮） 6 克及粳米 50 克，加水适量，用大火煮沸，小火熬成粥。可活血化瘀，通络止痛。适合气滞血淤所致的颈椎病。

补益气血的人参大枣粥

取粳米 50 克，大枣 15 克，一同煮粥；粥熟后加入人参粉 10 克，适量的白糖，再煮 1～2 分钟即可。可补益气血。适用于气血亏虚所致的颈椎病。

温补阳气的鹿角鸡汤

取鹿角片 10 克，鸡半只，二者一同煮熟后，吃鸡肉喝鸡汤。此汤可温补阳气，益肾填精。

温阳益精的麻雀枸杞粥

将麻雀 5 只宰杀后，清理干净，与枸杞子 20 克，大枣 15 克，粳米 60 克一同煮粥，等粥快熟时，加入姜、葱、盐调味，再煮沸就可以了。可温阳益精，适用于脾肾阳虚所致的骨质疏松。

说明：以上食疗只是对病情起到调养作用，并不可以治病，有病了一定要看医生。

第 6 章　大道至简，保养脊椎尽在细节中

在养生的道路上，很多人苦苦追求各种高深的养生之道。事实上，真正的养生道理都是极其简单的。就拿脊椎的保养来说，我们并不需要太多的大道理，只要我们掌握了日常生活吃、穿、住、行的小细节，便能将种种脊椎问题在未发生之前就解决掉。这便是大道至简的养生精髓。

坐着的姿势——这样坐着更舒服

很多人看到这个标题可能会笑：谁不会坐啊？老话有"三翻六坐七滚八爬"，小孩子在 6 个月左右就会坐了，这个问题还用教吗？但大家别忘了，老话还有"坐如钟，站如松"，可以看看自己，是"坐如钟"吗？生活中，又有几个人是"坐如钟"的？

久坐带来脊椎问题

不论是学生还是上班族，一到节假日就不愿意动。不是在家看电视、打游戏，就是约上三五知己打麻将、打扑克。平时上班、上学时没时间运动，放假了还不运动，身体怎么会强健呢？坐得多，动得少，时间长了脊椎就容易疲劳受损。

一般来说，经常久坐不动的人腰椎错位的机会最大。

人在坐位时腰椎的负荷比站立时要大，此时骨盆是向后倾的，腰椎前凸消失，身体重心移向脊椎前方，椎间盘受压增大，这就很容易引起腰椎关节错位，关节错位了就会刺激到相应的神经，引起腰腿疼痛。平时我们看到很多上班族动不动就喊腰痛，其实就是坐得太久了。

很多人还有这样一个习惯，就是坐的时候把椅子前两条腿或后两条腿翘起来，感觉这样更舒服些。这其实是人体为了保持腰椎正常曲度而作出的生理反应，属于保护性反应。通过翘椅子，可以减轻背部的压力，使腰腿肌肉处于松弛状态，保持腰椎正常弯曲而挺直。不过，由于椅子两条腿着地，这种状态不会保持太久。

臀部上有坐骨神经，所以很多人认为坐骨神经痛的发生与久坐有关。这种说法看似有些道理，但并非完全正确。因为不管采取什么样的坐姿或坐多长时间，都不会直接压迫坐骨神经而引起疼痛。之所以疼痛，是由于久坐引起的腰椎椎间关节错位，刺激到了坐骨神经，才会出现疼痛。

更适合工作和学习的坐姿

很多学生的家长找到我，说自己的孩子经常腰痛、背痛，有没有什么好的办法解决呢？我建议这些孩子多练习刁氏脊椎保健操，同时还要保持正确的坐姿。此外，经常使用电脑的上班族，也要特别注意自己的坐姿。

正确的坐姿应该是什么样的呢？保护脊椎的正确坐姿就是坐在坐骨上。坐骨在髋骨的后下部，当我们坐在坐骨上时，骨盆是居中平衡的，连带着腰椎也能处于居中的位置，使得上半身能维持腰背挺直的良好姿势。

具体怎么坐呢？非常简单，就是保持"3 个 90 度"。即腰部与双大腿保持 90 度，双大腿与双小腿保持 90 度，上臂与前臂保持 90 度。这样坐最适合学习和工作了。

很多人由于习惯了以前的姿势，一坐下去就又回到斜靠在椅背上的懒散姿势，这多是因为你的躯干部位肌力不足造成的。你可以试着在两膝之间夹一张纸或一块纸板，以训练大腿内侧肌群及躯干部位肌群的肌力。

前面我就强调过，坐的时候，不要老是一个姿势不动，即使坐姿很标准，也要在 45～60 分钟后起来活动活动。如果工作和学习需要长时间坐着，最好在腰后面加个靠垫，以保持腰背的自然生理弧度；或者换个有扶手及椅背较高的椅子，这样可以帮助你久坐时仍能维持正确的坐姿。此外，还要坚持练习全套的刁氏脊椎保健操。

更适合在床上的坐姿

北方农村的朋友都是坐或睡在火炕上，最常见的坐法就是盘腿坐。采用这种坐姿时，上身习惯向前屈，两手和肘部放在大腿上，这种姿势对腰椎压力很大，容易损伤腰部。因此，这种盘腿坐姿是很不科学的。

更好的坐炕姿势是什么呢？可采取腰背部垫靠垫后靠墙正坐，或腰背部靠墙正坐后一侧腿屈膝位，这样可以减轻腰椎的负荷。

老人们常教育我们"站要有站相，坐要有坐相"。这里的"相"，就是姿势。要养成一个好的坐姿，并不是一件容易的事，它需要我们在日常生活中一点一滴"坐"起。

站立的姿势——这样站立更省劲

人类从爬行到开始直立行走时，各种脊椎病也就开始找上门来。从爬到直立行走，人类完成了一个重要的进化，但也是一个不完美的进化。

站立给人类带来的伤害

随着人类的进化，脊椎从原先的"拱顶"，变成了今天的"立柱"。这样脊椎承受了过度的负担，饱受痛苦的折磨。脊椎骨直立后长期受到挤压，可使椎间盘退变加速，纤维环破裂，椎间盘突出，压迫脊神经，引起疼痛。

直立解放了双手，我们不可能再回到原来的爬行状态了。要站立，我们就要站好。

现实生活中，很多人并没有站好。有的人在站立时成了"软骨头"，左右歪斜，东倚西靠，一肩高一肩低；有的人站着不停地抖动双腿，频繁地换脚支撑；还有的人平时窝胸弓背，垂头塌肩，下巴前突，一副无精打采的样子。这些不良站姿一旦形成习惯，就可能使左右、前后两侧原本对称协调的腰背肌肉变得一紧一松，失去平衡，使韧带、筋膜及小关节囊的受力不均。

如果一个人在站立或行走时不挺起胸来，不但容易形成驼背、弯腰、骨盆移位，而且胸腔受到压挤，肺活量就要降低，还容易引起心肺方面的疾病。如果用力不当，如扭、闪、挫等动作，就容易导致腰椎椎间关节错位，刺激到了相关神经，就会出现腰背疼痛等症。

什么样的站姿更省力

为避免以上不良后果，必须采取正确的站立姿势。那么，什么样的站姿可以减少不必要的伤害呢？什么样的站姿更省力呢？

俗话说"站如松"，站就要站得像青松一样，要像解放军一样。站立时最关键的一点就是要把重心落在两脚上。具体来讲，要抬头，下巴收回，肩膀平直放松，胸部微向前倾，下腹内收挺直，不含胸，保持腰部的正常弧度，使背部肌肉放松。脚趾要紧抓地面，好像树根紧抓泥土一样，使人有稳重的感觉。这样，人体的全部重量才会平均地通过脊椎，达到骨盆，再传到双腿，直到脚底。

很多人可能由于工作等关系，不能站得那么"有板有眼"，但有一点要记住，不管怎么站，一定要把重心落在双脚上。

为了避免由于长期站立而造成的腰痛，从事站立位工作的人，可以将其中一脚踩踏在箱子上或较高处。但要注意，单脚站立时仍需保持骨盆居中平衡，左右脚轮流交替踩踏在箱子上，可以减轻久站对肌肉造成的伤害，减轻肌肉的僵硬感。

生活在北京的人都知道挤公交车的滋味，大家都想有个座位，其实完全没有必要。本来在单位里就坐一天了，乘车的时候正好可以站着放松一下自己。你可找一处不挤的位置，保持正确的站姿，用一只手拉住扶手。伸直手臂，让身体随公交车的动向变换不同角度，在动态中充分伸展。因为随着车的正常行驶、停车、刹车、变向、拐弯，人体需要一种力来保持身体的平衡，它可以帮助你修复错位的脊椎。需要注意的是，站立时脚尖要始终着地，可提起脚跟，这样可防止在急刹车时挫伤脊椎和震荡脑部。

平日我们除了保持正确的站姿外，还要经常做全套的刁氏脊椎保健操，以松弛支撑身体的肌肉。另外，在站立工作一段时间后，应该做一些轻微的腰部后伸运动、左右旋转运动及踢腿、下蹲等运动。

当你以一种正确的姿势站立时，不仅会给自己带来一份自信，也会给他人带去一份活力。

走跑的姿势——这样走跑更健康

走路，正常人都会，人每天都要走路，可以说行走是我们每天动作次数最多、累积运动量最大的动作，也是我们身体累积性脊椎损伤的主要来源。因此，要走好路，使身体不受累，是有很多讲究的。

走得不对，身体受累

我们在行走的过程中，随着双脚与地面接触面受力点的移动，脊椎与腿部及各关节受力点也会改变。如果脚长期受压，脚底部的生理受力点就容易发生变化，进而就会延伸到脊椎，使得椎间关节发生错位，若是刺激到了相应的神经，就会出现相应的病症。

如果行走的姿势不正确，会使身体受损加重。生活中，有的人喜欢低着头走，时间长了就会使颈椎受伤害，这时头痛、眩晕等问题就会接踵而至。有的人走路是外八字，也有的人是内八字，无论是哪种，时间长了都会造成腿部骨骼变形，或出现关节疼痛。

走路时间长了也不好。《黄帝内经》说"久行伤筋"。中医认为肝主筋，人的双脚受血而能行走，但是走时间长了就会伤到筋。因为长时间远距离的奔走或负重而行超出了能力范围，就会耗伤气血，最后出现肝血不足。而肝血不足，它所主的筋脉就会失去濡养，慢慢地就会发生筋病、脚痛。这就是为什么很多人走路多了会感觉腿脚酸痛、疲乏的原因。

如何判断自己走的姿势对不对呢？有一个非常简单的办法，就是看鞋跟。走路姿势正确，鞋底的磨损是平均分布的，如果鞋底磨损分布不均，说明走路姿势不正确。

正确的走姿使你的脊椎受益一生

俗话说"千里之行始于足下"，要走好千里路，没有正确的走法是不行的。如何正确地走路让自己少受累呢？

正确的走路动作应以腰部为中心，然后向下带动大腿，再延伸至小腿与脚；向上则带动背部，甩开双臂，就好像是一棵大树在行走一样。落脚的时候，脚跟要先着地，接着整个脚掌再着地，两脚不要同时离开地面。这样行走起来就如行云流水一样，轻松，舒适。

走的过程，要抬头、挺胸、收腹，以维持骨盆的平衡稳定。走的时候，脚尖要朝前，不要向外或向内。

走有很多种，有散步走，有慢步走，还有快步走。其中，快步走是维护脊椎的最佳方法。快步走时，需要脊椎自然维系生理曲度，椎旁肌肉处于紧张的工作状态，但负荷并不大。所以，快步走非常有益于脊椎的健康。当然，无论是哪种走法，都应该遵循上面的原则。

还有一种走法也不错，就是倒着走。人在倒着走时需要腰部挺直或略后仰，这可以使腰部肌肉有规则地收缩与松弛，改善腰部血液循环，并使脊椎和背肌得到有效的锻炼。平时工作累了，感觉腰酸背痛，可以找一处平坦的地方试试倒着走。刚开始倒着走时，最好用双手按住腰部两侧，以保持平衡，等倒走熟练后，再配合摆臂甩手。步子大小和快慢可根据个人习惯而定。倒着走和向前走正好相反，是脚尖先落地，然后是脚掌。

正确的跑姿可以让你跑得更轻松

跑步的时候，也是脚跟先着地，要运用全部的腿部肌群，使整个人从地面上弹起来，两脚同时离开地面，并向前使劲。跑动过程中，要保持抬头、挺胸、收腹，双手自然摆动。

慢跑是一种不错的脊椎运动方式。这种方式比较适合年轻人或中年人，不适合康复期的病人。

无论是走还是跑都要配合呼吸，最好是腹式呼吸，随着行进的律动，找出行进间的节奏，配合吸气、吐气，这样就可以跑或走得更久、更轻松。

一双好鞋为脊椎健康加分

想要走好路，跑好步，一双好鞋是必不可少的。平时在外面，最好穿着与脚心接触面大的休闲鞋，这样可以缓解脚部疲劳。下班回家后应换拖鞋，这样也可让累了一天的脚放松放松。女性朋友平时应少穿高跟鞋，高跟鞋对腰的损伤最大。当然，无论穿什么样式的鞋，鞋面都不能卡住脚趾关节，否则很容易损伤脚趾关节。

睡觉的姿势——这样睡觉更合理

我们知道，人的一生中大约有 1/3 的时间是在睡眠中度过的。在这段漫长的时间里，适当的睡姿对脊椎起着至关重要的作用。前面我们讲过睡觉时用什么样的床，用什么样的枕，那睡觉用什么姿势呢？

睡姿不当影响脊椎健康

生活中很多人睡觉都是感觉怎么舒服就怎么来，但有的人一觉醒来后，会感觉头昏眼花、腰酸背痛、全身无力，究其原因，主要与睡姿不当有关。

正常人的脊椎有 4 个生理曲度，即颈曲、胸曲、腰曲、骶曲。这些弯曲按脊椎生理功能要求，有序排列，对支撑人体负重、活动、平衡与协调，起着不可替代的作用。但是如果因某种因素使这 4 个生理弯曲改变，或受到破坏，则势必会影响机体中轴的平衡，引发脊椎畸形及错位。

最容易影响脊椎生理曲度的就是平时的不良睡姿。如果长时间睡姿不当，就很容易使颈椎、胸椎、腰椎等受累。

有的人喜欢趴着睡，其实这是一个很不好的习惯。这样会使头颈向一侧极度扭转，容易引起颈部肌肉、韧带、关节等的损伤和退变而导致颈部疾病的发生；而且这样也压迫心肺，影响呼吸，加重心肺负担。

还有的人在乘公交车或午休时喜欢坐着打盹儿。坐着打盹儿时，人的颈椎是过度弯曲的，这样会使供给大脑的血液减少。很多人睡醒后感觉头昏、眼花、浑身无力，就是因为大脑缺血、缺氧所致。乘公交车时就更不能打盹儿了，除了上述的原因外，我们前面还强调过，在车上睡着了，如果突然急刹车，颈椎会出现甩鞭式的动作，造成椎间关节错位，这是一个非常危险的动作。因此，坐车时不仅不能打盹儿，还要保持精神高度集中。

正确的睡姿应该是什么样的

什么样的睡姿最合理呢？一般情况下，只要不影响或加重心脏负担，不引起脊椎变形，能使全身肌肉放松，有利于休息的睡眠姿势都是合理的。

通常来说，合理的睡姿以仰卧位和右卧位比较好。但是，不管是仰卧位也好，右卧位也罢，在睡觉的时候一定要适时翻身，保持同一个姿势不要超过 2 小时。任何一个姿势保持时间长了都会不舒服。

很多人可能说了，白天睡得时间短，可能睡 1 小时就足够了，可晚上我不可能 2 小时一醒去调整我的睡姿吧，那样的睡眠岂不是更累。事实上，大家并不需要过分担心这点。人在睡眠时会自动调整睡姿，长时间睡一个姿势，身体自己也会感觉不舒服，它会自动调整的。我们说的这"2 小时"，只是提醒你要记得适时翻身。当潜意识里有这件事的时候，就会不由自主养成适时翻身的习惯。

起床时如何避免腰痛

平时腰痛的人每次早晨起床时都会感觉腰痛好像更重了，这主要是因为起床的姿势不当引起的。为减少或避免起床时产生腰痛，我们应该怎么做呢？

我们的身体经过一夜的休整后，起床前得先做一些热身运动。可以先进行腹式呼吸，使腹部肌肉一松弛一收缩，接着再做刁氏脊椎保健操的第八节。

活动几分钟后，再起床。起床时，由仰卧位转成侧卧位，再以手撑起上半身缓慢起身。也就是说，在起床时，不要直接由仰卧位的姿势用腰部的力量起床，而是要借助手、脚的力量起床，这样起床时腰痛的机会就能大大减少。总之，起床要悠着点，要顺其自然，要顺势而为。

吃喝的姿势——这样吃喝更科学

吃喝是我们人生的头等大事，看似是一件再简单不过的事。事实上，吃喝也是有讲究的。

吃喝姿势不对，伤胃伤脊椎

很多人忙于上学，忙于工作，每天都是匆匆忙忙吃几口饭就走了。这种吃饭的方式对胃和脊椎是相当不利的。

当我们把食物不断地送入胃中，胃会被迫加速消化食物，这样胃会自动紧张起来，并将这个信息通过脊神经传递给大脑，胃会希望借此控制口腔，使它不要那么着急，尽量把食物咬碎后再放入胃部。

有的人吃饭的时候还喜欢蹲着，这种吃饭姿势最容易压迫腹部，使胃肠不能正常蠕动，吃进的食物也不容易消化。有的人喜欢边看电视边吃饭，这也是不好的习惯。由于吃饭时精神不集中，会影响消化液的分泌，时间久了就会引起消化不良。还有的人平时吃饭时喜欢跷二郎腿，我们说过经常跷二郎腿容易造成骨盆行扭，而吃饭时跷二郎腿带来的负荷更大，很容易引起腰痛。

很多人在喝水方面也不注意。炎热的夏天里，很多人玩累了，拿冰水或饮料就往嘴里灌。殊不知，大量的水一次性进入胃内，会使我们的脊椎系统受到内运动力的猛烈刺激，进而对骨骼、肌肉及神经系统等造成一定的影响。就是平时喝温开水，也不要大口大口地喝。

什么样的吃饭姿势更科学

什么样的吃饭姿势更科学呢？首先，在吃饭的时候一定要保持良好的坐姿。吃饭时最好紧靠椅背，使脊椎受力点均匀分布；小臂可以放在桌上，以减少腕关节的受力；脚部应均匀着地，以保持脊椎的终端畅通。

什么样的喝水姿势更科学

我们的身体是一个有机体，需要对外界变化有一个逐渐的适应过程。喝水也一样，正确的喝水方法应该是缓慢、平和地喝。慢慢地喝水可以让我们的身体一点点地适应，这样既能使细胞合理补水，又能使体液不会迅速排泄掉，而且不会对脊椎系统产生突然性的内力损害。

排便的姿势——这样排便更有益

排便是人体的正常生理活动之一，但是如果排便排得不顺利，也会损害脊椎健康。

我们知道，脊椎错位会出现便秘，当 T12－L2 错位时，就会刺激腰椎处的神经；当自主神经受抑制时，肠蠕动减弱就会形成便秘。反过来说，便秘也会影响脊椎的健康。

那么，如何排便才最有益呢？排便时，先要挺直腰背，然后憋住一口气，闭牙关，收下巴，头稍向后仰，双手压在膝盖上，脚放平于地面上。如果一次排不完，可停顿休息一下，换一口气再重复这套动作。

经常有便秘的人还要合理安排大便的时间，养成良好的排便习惯。有了便意，就要及时去排便；没有便意，也应该定时去卫生间蹲一下。如果实在没有大便解出，就不必勉为其难，因为我们这样做的目的是要形成生物钟。按照中医子午流注规律，应在卯时（5点至7点）排大便。便秘的人，还可在卯时伸出两手食指不断摇动，或用拇指搓食指，可调节大肠的功能。

生活中有的人喜欢在排便时看书、读报、听音乐，这是很不好的习惯。排便时的注意力应该是集中在便意上，而不是其他事情上。如果养成了排便时看书读报的习惯，就会转移自己对排便的注意力，削弱脑干排便中枢的控制力，乃至抑制便意，使排便时间大大延迟或造成便秘。

洗漱的姿势——这样洗漱更有利

很多人以为，每天刷牙、洗脸、洗澡，都是一些小得不能再小的小事了，怎么和脊椎扯上关系呢！事实，我们生活中很多小事情、小细节，都关乎我们脊椎的健康。如果处置不当，也会给脊椎带来麻烦。

正确洗漱保健康

经常有人跟我说，自己明明晚上睡得好好的，可是第二天早上刷完牙、洗完脸后，腰就直不起来了，疼得受不了。

为什么会这样呢？主要是因为身体经过一夜睡眠之后，肌肉、韧带、关节囊等软组织都会变得僵硬而无法灵活运动。此时，如果腰部由平卧松弛状态一下子变为半坐、半站、半蹲的姿势，很容易使腰椎椎间关节发生错位，若是刺激到腰部神经，就会出现腰部不适或疼痛。

因此，早晨我们起床后一定要活动一下腰部，可以做做刁氏脊椎保健操第八节。如果实在太忙没时间，最起码也要伸伸懒腰，这样可以使腰部不至于马上从相对静止的状态转到负荷状态。同时，在洗漱时也要注意姿势的正确性。比如说，洗脸时，把盆放得稍高一些；刷牙时膝部微屈下蹲，然后再向前弯腰，以减轻压力；洗头时，如头发比较长，一定要马上将头发擦干，不然颈部后面有可能着凉。

完美洗浴利脊椎

每天下班后洗个淋浴，可以洗去一天的劳累，同时也对脊椎有很好的保健作用。因为水流的压力对皮肤和脊椎都是理想的按摩。

还有，洗浴时水的温度也对脊椎有影响，水太凉了会刺激脊椎，脊椎是怕寒冷的，所以最好以温水为宜。如果家里有条件的话，可以适当进行蒸气浴，洗蒸气浴可促进全身血液循环，促进肌肉、皮肤的新陈代谢。

洗澡的时间也不要太长，在水中泡得时间越长，身体能量消耗越大，对脊椎也有一定的影响。一般来说，洗澡的时间以半小时为宜，如果是身体较好的年轻人时间可稍长一点，体弱多病的人或老年人要把时间缩短一点。

弯腰的姿势——这样弯腰更安全

弯腰是日常生活和工作中很常见的一种动作，但有的人并不注意这个小动作，直接弯腰去拾掉在地上的东西，或弯腰抬箱子，或弯腰做个动作……这些不经意间的弯腰姿势很容易引起腰痛。因此，平日我们弯腰时也要注意一定的姿势。

弯腰不当，引发腰痛

弯腰拿东西或搬重物在日常生活和工作中极为常见，比如装卸工搬运重物、家庭主妇端放在地上的洗衣盆等。在这些情况下，如果不注意姿势，尤其是平日本身活动量很少的人，很容易造成腰骶部的损伤。

在弯腰时哪个脊椎段受力最大呢？显然是腰椎所承受的外力较大，尤其是腰骶部受力更大。因为多数人弯腰拿东西是直接弯下去，由于膝关节没有弯曲，腰椎关节负荷会增大，容易增加腰椎间盘的压力，有可能造成"闪腰"，从而出现腰痛。比如说，有些老师在黑板上写板书时，当写到黑板下面时就会不由自主地弯下腰去写。这无疑是很多老师有腰痛的原因之一。

正确的弯腰姿势

什么样的弯腰姿势是正确的呢？先屈曲髋关节和膝关节，充分下蹲后再弯腰去拿或抬地面上的东西。也就是说，在弯腰前先弯腿，弯腰时要收紧腰，这样可以避免损伤腰部。另外，在搬重的东西时，要注意使双膝处于半屈曲状态，使物体尽量接近身体，这样可以减少腰背肌的负担，减少损伤的机会。

如果感觉地上的东西很重，可先屈膝、屈髋、弯腰，用双手试探一下大约有多重，做到心中有数，然后再考虑是自己搬还是找人帮忙来搬。如果一个人搬太重的东西，要做到起身时保持直背不弯腰，或者将重物搬放到膝盖上，再行起身；起身的时候用双手搬抬重物，并且将重物的重量靠在腹部。这样一气呵成，就顺利地搬起重物了。

其实，生活中我们不仅要注意弯腰拿东西的动作，还要注意在搬东西来回走动时的腰部动作。有经验的装卸工总会提醒那些新手搬东西时要收紧腰，这样不仅省力，还保护了腰。否则腰是松的，搬动东西费力不说，还极易闪了腰。你可以自己端着一盆水走一走试一试，如果不收紧腰，要保持腰骶关节稳定与脊椎笔挺是很费劲的，走几步就想蹲下来休息一下。

另外，在搬运东西时，还要尽量使物体靠近身体轴心，距离不超过腰围的前后径，减少力臂长度，再微屈膝，上身略向前倾斜，这样会使腰部负荷减少，比较省力。

我在门诊中经常会遇到因弯腰捡东西等小事而引起腰椎错位的病人，在此我提醒大家，防病胜于治病。凡事从小事做起、从细节做起，才是正确的保健之道。

劳动的姿势——这样劳动更健身

生活中，绝大多数的家庭主妇都有腰腿痛的毛病。这除了与她们的生理特点有关外，还与她们经常做家务劳动有关。

藏在厨房里的健康常识

厨房可以说是家务活的重要场所。现代人住的房子比较小，厨房这块家务阵地也比较小，在厨房里择菜、洗菜、炒菜的过程中，活动就很容易受限。很多主妇便是在这些家务劳动中，因姿势不当而出现了腰腿痛。

平时在刷锅洗碗时，最好采用丁字步和平开步的姿势交替进行。洗菜、炒菜、切菜时，尽可能不弯曲腰部，并尽量使体重均匀地落在双脚上。如果台面过低，可垫一些物品自我调节一下高度。另外，进行这些活动时不要过于低头，最好保持在 45 度。时间长了，还要多活动活动，不要固定一个姿势不动。

藏在家政中的健康常识

平时洗衣服、擦地、拖地等家务也多是主妇的活儿，所以女性朋友要比男性更容易出现腰腿痛。

就拿洗衣服来说，很多人忙于上班，把一周的衣服都集中到周末来洗。虽说基本家家都有洗衣机，但是洗衣机并不是万能的，有些织物必须用手洗；也有的人喜欢自己用手洗。这样，洗一大堆衣服下来，早已是腰酸腿疼，气喘吁吁了。

因此，洗衣服时也要注意休息。还要注意洗衣盆的位置不要太低，最好坐在小凳上洗，可以防止腰部过度前屈；洗完衣服后也不要立即直腰，应稍微活动一下再直腰；晒衣服时也不要晒得太高，以防晒衣服时腰部过度后伸。

扫地、拖地时，最好将扫帚或拖布的把儿加长，这样可以避免过度弯曲腰部，造成腰肌的损伤。如果居室的面积太大，不要一次做完，可分几次完成。

擦地板也是一个力气活儿。很多人在擦地板时常弯着腰或蹲在地上擦，这样腰很容易受累。最好的擦法就是跪着用双手撑地来擦，就像猫在地上行走那样。擦的时候，手要伸直拿抹布，边将背弓起边把抹布拖向膝盖。这个动作不仅可以保护腰部，还可以强壮背部和上臂的肌肉。

使用吸尘器时，很多人会习惯性地弯腰弓背，这样也不好。最好的姿势是，手握吸尘器杆，上身与地面垂直，脚向前跨一步。这样可以减轻腰部负担，还能锻炼大腿肌肉，减少腰酸背痛的感觉。

打扮的姿势——这样打扮更讲究

很多人喜欢穿漂亮的衣服，往往只顾外形，却忽略了身体上的感受。穿衣戴帽，这些生活小事，其实也对我们的脊椎有一定的影响。

穿高跟鞋只宜"逢场作戏"

很多人喜欢穿高跟鞋，特别是年轻女性，更是钟情于高跟鞋。如果一个女人没有一双高跟鞋，肯定被人批评为"不时尚"，"跟不上时代形势"。但是从健康的角度来看，我是力挺那些不穿高跟鞋的女性的。

女性朋友对高跟鞋是又爱又恨，爱的是它穿着真漂亮，恨的是穿时间长了真累人。没有几个饭店服务员穿着高跟鞋服务的，也没有几个女交警穿着高跟鞋指挥的。

高跟鞋的高度一般为 4～6 厘米，甚至更高。尽管它突出了女性身体的曲线美，但也增加了腰椎的负荷。女性朋友在穿高跟鞋站立时，身体支点落在了腰骶部，腰椎间隙会变得前宽、后窄，很容易使椎间盘突出，致腰椎椎间关节错位，刺激到腰部神经，引起腰腿痛。

经常穿高跟鞋还会破坏我们脚部的正常结构，时间久了就会使足弓渐渐下塌，形成扁平足，使足的负重功能削弱。

常穿高跟鞋也容易造成骨盆行扭。经常穿高跟鞋走路，常是深一脚、浅一脚的，因此造成骨盆行扭的机会非常大。骨盆行扭了，就变成长短腿了。

因此，为了脊椎的健康，平时最好多穿平底鞋。对于原本就有腰痛的人来说，平时更要少穿高跟鞋。如果在一些特殊的场合（如参加宴会、酒会等）非穿不可时，应提前备一双平底鞋，办完事之后马上换上；回到家后，也要做做腰椎保健操。

也就是说，穿高跟鞋只能"逢场作戏"，而不宜作日常用鞋。即使穿高跟鞋，也以跟高 4 厘米以下为宜，不要盲目地追求"高跟"。

胸罩使用不当会成"脊椎杀手"

我在门诊中经常遇到一些女病人说自己肩部总是感觉酸酸的，有时还胸闷、头晕、恶心、上肢麻木，头颈部旋转时有针刺感。这是什么原因引起的呢？经过调查了解，发现很多是因为女性朋友的胸罩戴得不合理。

选用一款漂亮的胸罩可以让女性的胸部更显挺拔，但若是肩带太紧，也会让颈椎产生不适。当你的双臂和肩膀不停活动时，肌肉在不断地运动，胸罩肩带在肩部皮肤很小的范围内频繁摩擦。时间长了，就会使这些肌肉过度疲劳，出现血液循环障碍而发生老化，进而引发以上问题。

胸罩不仅对颈椎有影响，对胸椎也有影响。胸罩过紧会影响女性朋友的肋骨发育，致使胸廓畸形。特别是处于生长发育期的女孩子，如果胸罩过紧，会严重制约胸廓，特别是肋骨的正常发育，不仅肋骨难以发育至应有的长度，而且使肋骨的弧度、胸廓的前后径发生异常改变，导致胸廓畸形，如扁平胸、桶状胸或不规则胸等。

因此，女性朋友在选择胸罩时，一定要选择适合自己的号码，穿戴不宜过紧或过于狭窄。此外，平时还要多活动手臂；在家里时尽量少戴胸罩，晚上睡觉时更不要戴。还要多对胸部进行自我推拿，不仅可以活络气血，还可以预防胸部下垂。

领带系得太紧有碍健康

领带能使我们的着装显得庄重且不失雅致，但是系领带也有需要我们注意的问题。如果领带系得不当，也会影响脊椎健康。

有一位外企白领，平时工作要求必须系领带。一段时间后他感觉自己头晕，头痛，看东西也不清楚了。刚开始他以为是因为工作忙，太累了。后来，他感觉越来越严重了。我们为他做了脊椎检查，并拍了 X 光片，发现他的 C1－C2 椎间关节已经错位了，后来我们为他正脊复位，几分钟后他就感觉头部轻松多了，眼睛看东西也清晰了。

是什么原因引起的这些症状呢？据我们了解，除了与他的工作压力大有关外，还与他领带系得过紧有关。如果领带系得过紧，就会压迫颈动脉，颈动脉受到压迫后，供血就会减少，影响头部的血液供应，就会出现视力下降、眩晕、头痛等症状。

所以说，经常系领带的人不要系得太紧，最好在颈前留有两指的空隙，这样有利于保护颈椎。在穿西装、打领带时，尽量使衣领宽松一些，给自己的脖子留点自由的空间。

第 7 章　中医刁氏脊椎保健操

　　每天坚持做刁氏脊椎保健操，可以缓解因椎间关节错位而引起的脊神经、椎动脉的压迫，对于预防脊椎侧弯、纠正椎间关节错位，都有重要作用。可以把椎间关节的病变消除在量变之中，把脊椎病的症状解除在萌芽状态，如头晕、头痛、近视眼、胸闷气短、心慌、腰腿痛、更年期症状等。

刁氏脊椎保健操说明

　　刁氏脊椎保健操是由"中国医药卫生事业发展基金会"总策划，"中国民间中医医药研究开发协会刁氏脊椎保健专业委员会"总编制的。

　　刁氏脊椎保健操是主创人刁文錩教授以现代脊椎力学、神经学、中医经络学为依据，并根据其科研成果"中医刁氏脊椎关节五点一线手法复位术标准"以及人类脊椎颈、胸、腰段普遍存在的病变而设计的。秉承了中医"治未病、治欲起之病"的理念，是一种简便易行并且行之有效的自我保健方法。

　　刁氏脊椎保健操老少皆宜，每天坚持做，可以缓解因椎间关节错位而引起的脊神经、椎动脉的压迫，对于预防脊椎侧弯、纠正椎间关节错位，都有重要作用。可以把椎间关节的病变消除在量变之中，把脊椎病的症状解除在萌芽状态，如头晕、头痛、近视眼、胸闷气短、心慌、腰腿痛、更年期症状等。

刁氏脊椎保健操动作要领

第一节　按揉颈椎棘突

【节奏】8×8 拍。

【预备姿势】右脚向右侧跨一步，与肩宽，脚尖向前，同时，双手叠放于枕骨下方，双肘外开，尽量与肩平。

【开始】双手重叠，四指并拢放在枕骨之下横向揉动棘突；从枕骨下关节到第 1 胸椎，分 4 段横向移动按揉，每段 2 个 8 拍。

【动作要领】双手指叠放，用力压住棘突处，横向按揉，力度自行掌握，不疼为宜。

【作用】缓解棘突肌、颈项韧带（棘上韧带）的紧张，消除疲劳，防止颈项韧带钙化；促进督脉气血运行，保持颈椎正常的生理曲度。

第二节　按揉颈椎夹脊

【节奏】8×8 拍。

【预备姿势】右脚向右侧跨一步，与肩宽，脚尖向前，同时，双手分别放于颈椎棘突两侧。

【开始】双手分别放于第 1～2 颈椎棘突两侧。从枕骨下关节到第 1 胸椎，分 4 段横向移动按揉，每段 2 个 8 拍。

【动作要领】双手指平放，用力压住颈椎棘突两侧，横向按揉，力度自行掌握，不疼为宜。

【作用】缓解头夹肌、颈夹肌、头半棘肌、头最长肌的紧张，消除疲劳，保持椎动脉气血运行。

第三节　枕寰枢正脊操

【节奏】8×8 拍。

【预备姿势】右脚向右侧跨一步，与肩宽，脚尖向前。

【开始】目视前方，下颌稍抬（下颌尖与下颌角在同一水平线上），下颌尖向右耳尖方向甩动，左右分别做 4 个 8 拍。

【动作要领】下颌尖快速带动头部向耳尖方向甩动，之后缓慢回到原位。

【作用】促进脑部血液循环，预防脑部供血、供氧不足症状（如近视、眩晕、头痛、失眠等）。

第四节　颈椎正脊操

【节奏】8×8 拍。

【预备姿势】右脚向右侧跨一步，与肩宽，脚尖向前。

【开始】低头，下颌尖向右肩方向快速甩动，目视右肩下方，左右分别做 4 个 8 拍。

【动作要领】尽最大限度低头，后脖颈拉长，尽量使下颌尖贴近天突穴处，甩头要快，回原位要慢。

【作用】调节颈椎下段关节的相对平衡，预防或解除椎间孔颈神经根的压迫与刺激，使脊神经、交感神经、副交感神经所支配的呼吸系统、心血管系统、内脏器官及上肢保持正常的功能（如缓解咳喘、咽喉痛，颈、肩胛、臂、指痛等）。

第五节　胸椎甩动正脊操

【节奏】8×8拍。

【预备姿势】左脚向前跨一步，双手握空拳。

【开始】右肘关节用力向左上方抬甩，前臂齐额头自然随身体转向左方，目视正前方；同时左拳用力向身体右后上方抬甩至右肩胛下缘，左右分别做4个8拍。

【动作要领】爆发力点，由肘带胸椎及后背，拉长侧腰韧带、肌肉，甩动要快，收回要慢。

【作用】主要是预防驼背和侧弯，促进肩背部血液循环，疏通督脉的经络，增强胸腺、乳腺、胰腺、心、肺、肝、胆、脾、胃的正常生理功能，提高免疫力，预防自主神经紊乱状态（如胸闷气短、房颤、心绞痛、早搏等）。

第六节　胸椎敲打正脊操

【节奏】8×8拍。

【预备姿势】右脚向右侧跨一步，与肩宽，脚尖向前，双手半握拳。

【开始】先用右手敲打左肩井穴（在大椎与肩峰之间），同时用左手敲打后背灵台穴（位置在第 6～7 胸椎棘突之间），左右分别做 4 个 8 拍。

【动作要领】击打动作要快、准、用力，以自己能承受的力量即可。

【作用】主要是预防胸闷气短、脾胃功能失调。

第七节　腰椎站姿正脊操

【节奏】8×8 拍。

【预备姿势】右脚向右侧跨一步，与肩宽，脚尖向前，双手握拳。

【开始】先双臂向右上方一起扬起，然后向左下方甩动，此时连同胸椎一起向左转动，左腿抬起与腰椎一起向右转动，左右分别做 4 个 8 拍。

【动作要领】爆发力要强，双臂下甩及抬腿要用力。

【作用】主要是预防大肠、膀胱、子宫功能失调及腰、胯、膝、小腿部酸、麻、胀、痛、凉、无力等症。

第八节　腰椎卧姿正脊操

【节奏】8×8 拍。

【预备姿势】水平仰卧，双腿自然伸直。

【开始】右腿竖直抬起与地面成 90 度，向左侧横向甩动，以脚尖着地为准，左右交替各做半个 8 拍，共 8 个 8 拍。

【动作要领】腿竖直抬起与地面成 90 度，腿横向移动以脚尖着地点两次为准，缓慢收回。

【作用】主要是预防大肠、膀胱、子宫功能失调及腰、胯、膝、小腿、足部酸、麻、胀、痛、凉、无力等症。

刁氏脊椎保健操禁忌证

刁氏脊椎保健操并不是万能的，如果坚持练习此操疗效并不是很显著，那说明还有其他问题，应及时到医院做进一步的治疗。

刁氏脊椎保健操也并不是适合每个人，它有一定的禁忌证。如发烧、传染病、贫血、脊椎肿瘤、脊椎骨折、脊椎结核等患者，就不适合做此套操。